食べることは生きること

料理研究家が、真剣に発酵と
食育について考えた本

一般社団法人日本糀文化協会代表理事
料理研究家
大瀬由生子

はじめに

私は料理研究家としてさまざまな食の仕事に携わってきました。近年は「食育」と「糀（こうじ）」を中心にした発酵食文化の伝承と普及に力を注いでいます。地域の皆さんや若い世代のかたがたに、「食べる」ことの大切さや、より豊かな食事の提案を、日本につたわる伝統的な発酵料理の講座などを通じて、理解と普及に力を注いできました。

こうした活動をすることになったきっかけは、イベントや講座などで子どもたちと接した際に、以前から気になることがあったからです。

今の子どもたちはアレルギーやアトピーの子ども、肥満の子ども、好ききらいのある子どもが多く、また、落ち着きがなく、ちょっとしたことですぐ切れてしまうように感じました。

これらの問題にはさまざまな原因が考えられますが、子どもたちが毎日口にする食べ物にも原因があり、体と心に強い影響を与えているのではないかと思いました。

昭和四〇年代までの食を考えてみると、子どもたちは毎日、家族とともに食卓を囲み、ごはん、納豆、味噌汁、旬の野菜という日本の伝統的な食事を食べていました。味噌汁には季節の野菜が入り、食べ物を粗末にせず、献立を考え、保存していました。また食事の内容だけでなく家族と食事をすることで、食事の作法などを学んでいました。

それを実践している福岡県福岡市の「高取保育園」へ視察に行き、園児たちを見たとき、皆生き生きして、集中力があると感じました。病気にもめったにかからない、優しさのある子どもたちでした。ひとことでいえば「生きる力」が身についていると思ったのです。

そこで子どもたちに「生きる力」をあたえるには、もう一度「食べること」をみなおしてみたい。

「食育」の中心に日本の伝統食である発酵食品、特に糀について伝えていかなければと、食に携わる者のひとりとしてなかば使命を感じました。

糀菌は和食に不可欠な味噌、醤油、味醂などを作る微生物です。ユネスコの世界遺産にもなった和食にかかせない糀菌は「国菌」です。

糀をはじめとして日本のすぐれた発酵食品を食生活にとりいれることは健康の観点からはもちろん「食べること」のさまざまな意味を考える点で有意義だと考えています。

はじめに

この本では、現在の食生活の問題点を考えるとともに和食中心の食事こそ日本人にむいている食事であること、和食の基本形が完成したといわれる江戸時代からの知恵、和食のベースにある発酵食品を使ったレシピ、そして私が携わってきた「食育」活動の一端をご紹介させていただいています。

あらためて「食べることは生きること」について考えるきっかけになったらと思います。

一般社団法人日本糀文化協会代表理事
料理研究家　大瀬由生子

二〇一八年五月吉日

目次

目次

第3章 今なぜ発酵が注目されているのか

第4章 発酵を暮らしに取り入れよう

第5章 発酵食品の作り方とアイデアレシピ

※この書籍では、使用する「麹」は「糀」で統一して表記しています。
※計量単位／大さじ=15cc、小さじ=5cc、米1合=180cc、1カップ=200cc
※レシピにある砂糖大さじ1は、甘酒大さじ2の割合に変えて調理してみましょう。

第1章

現代の子どもたちの食生活はこれでいいのか

子どもたちの心と体の異常は何が原因なのか

近年、子どもたちの身体と心がなんだかおかしくなってきたと感じるのはわたしだけでしょうか。

ちょっとしたことですぐ切れてしまったり、授業中、落ち着きがなかったり、集中力のない子が多くなってきたとよく耳にします。他人の言うことに耳をかさない子、いじめを平気でする子などいろいろ聞こえてきます。

一方、体や健康の面でもたくさんの問題が指摘されています。

たとえば運動能力や体力が以前より低下しているといわれています。文部科学省が行っている「体力・運動能力調査」によると、昭和六〇年ごろから低下の傾向が続いているそうです。

あるいは子どもたちが骨折しやすくなったとか、味覚障害が多くみられるともいわれています。

しかしもっとも心配されるのが、小児肥満の増加と小児生活習慣病の増加の危険性です。小児生活習慣病は小児肥満に伴うことが多いといわれています。

生活習慣病はご承知のように、糖尿病・脂質異常症・高血圧・高尿酸値症などを指し、日々の生活習慣が原因といわれている病気です。日本人の三大死因である、がん・脳血管疾患・心臓病はこれらの生活習慣病が原因とされています。

アメリカや日本といった先進国の成人とくに中高年に多くみられている病気ですが、それが子どもたちにまで広がっているのです。

そのほかアレルギーやアトピーの子どもたちも多くなったと感じます。

これらの病気は戦前や昭和三〇年代まではあまりなかったと昔を知る方はよく話されます。

こうしたさまざまな子どもの身体と心の異常にはいくつも原因が指摘されていますが、最も大きな原因は昭和四〇年代から高度経済成長がはじまり、日本人の食生活がおおきく変化していったことにあると思われます。子どもだけでなく、お母さんも含めた食生活に原因の多くがあるのではないでしょうか。

子どもたちの食生活の問題点

子どもたちの食生活についてつぎのような問題点が指摘されています。

一　偏食、好きなものしか食べない
二　ソフトドリンク、スナック菓子などからの砂糖の取り過ぎ
三　加工食品、調理済み食品、インスタント食品からの食品添加物の取り過ぎ
四　野菜類の摂取の減少
五　肉類と油脂類の取り過ぎ
六　間食や夜食の摂取頻度の増加（おやつをダラダラ食べる）
七　食事時間の乱れ（夜更かし）
八　早食い（噛まずにのみこむ）
九　ひとりで朝食を食べる（孤食）
十　朝食を食べない

朝食の欠食は脳にエネルギーがいかないため、授業での子どもの集中力が低下し、その結果、学業成績も低下するといわれています。また切れやすい子どもには朝食欠食の子どもが多いとも指摘されています。

家庭環境や夜更かし、夜食といったことも関係しています。

家族そろって朝食をとることが一週間のうちほとんどないという家族が約三〇％と

いうデータもあります。（平成二一年、厚生労働省「全国家庭児童調査」）
朝の家庭の忙しさが目に浮かびます。現在のライフスタイルでは家族そろって食卓を囲み、コミュニケーションを取るというのはなかなか難しいことかもしれません。今後、日本では一人暮らしが五〇％を超えるといわれています。
「孤食」はあたりまえになってしまうかもしれません。ただ食事をすることは生きていく上では欠かせないことです。今後は新しい共食のかたち、たとえばもともと家庭にあった食卓が外部化するなどがでてくるかもしれませんね。
「こ食」という言葉はたった一人で食事をとる「孤食」以外にもいろいろあります。参考までにあげてみます。
「個食」……食べているものがひとりひとりで異なる
「子食」……子どもだけで食べる
「小食」……ダイエットのため食べない
「固食」……同じものばかり食べる
「濃食」……濃い味のものばかり食べる
「粉食」……パンや麺などの粉ものばかり食べる

肉類・油脂類・乳製品やパン食中心の子どもの食事

前述の「食べ方」とともに、子どもの食生活の大きな問題点としてとりあげたいのが実は食事の内容です。

ひとことでいえば「肉類と油脂類の取り過ぎ、野菜類の摂取の減少」です。

このことは子どもだけでなく私たち大人にもそっくりあてはまる、現在の日本人の食の問題でもあります。

「ぐるなび」が二〇一四年にインターネット調査した「子どもの好きな食べ物」をつぎにちょっと引用してみます。

「子どもの好きな食べ物」
一位　カレーライス
二位　寿司
三位　鶏のから揚げ
四位　ハンバーグ
五位　ラーメン

六位　焼肉
七位　ポテトフライ
八位　オムライス
九位　ピザ
一〇位　刺身

寿司と刺身をのぞくとお肉や油脂たっぷりの洋風料理があげられています。カレーやオムライスは日本の洋食ですがお肉や油脂が多く含まれた料理です。寿司が上位なのは近年の「回転すし」の影響のようです。

ハンバーグや鶏のから揚げは子どもの大好きな料理の定番です。

逆に嫌いな料理の例を引用してみます。（独立行政法人日本スポーツ振興センター「平成二二年度児童生徒の食生活実態調査報告書」）

「子どもの嫌いな食べ物」
一位　レバー料理
二位　うなぎ

三位　漬物
四位　焼き魚
五位　煮魚
六位　サラダ、生野菜
七位　あえもの
八位　酢豚
九位　刺身
一〇位　野菜炒め

嫌いな料理には和食の料理が目につきます。焼き魚・煮魚をはじめ漬物や和え物があがっています。また野菜が全般に嫌われているようです。

子どもたちの食事が、肉類や油脂に好みがあることは明らかで、その結果、肉類や油脂の摂取がどうしても多くなってしまうのです。

パン食も増えていますが、パン食には油脂が多いおかずが合っています。その結果油脂を多く摂取することになります。

また子どもの間食も油脂が多いといわれています。

こうした肉類や油脂類の取り過ぎ、野菜嫌いは、生活習慣病をひきおこすリスクを高めています。

急速に変化した日本の食生活

昭和四〇年代前後から日本の食生活は大きく変化しました。それは世界でも例を見ないスピードで変化していきました。

それまではごはんと味噌汁という「一汁一菜（いちじゅういっさい）」型の、どちらかというと質素な粗食が中心だった食事が、肉類と油脂類、乳製品を多く摂取する食事パターンに大きく変わってしまったのです。

この変化は「食の欧米化」ともよばれているように、従来の和食中心の食事から欧米や中華の食事を取り入れた多様な食事が食卓にさかんに登場するようになったものです。それ自体は豊かな食卓といえますが、その傾向が行き過ぎるとき、多くの問題が生じてきました。

それはひとことでいって、肉類、油脂類の過剰摂取による健康への影響です。そしてその結果、わたしたちは生活習慣病をはじめいろいろな健康に関する問題に直面することになりました。

「食の欧米化」は、日本の食卓にどのような変化をもたらしたのでしょうか。

第一に、ながらく日本人の主食であったお米の消費量が目にみえて減りました。一人当たりの年間消費量をみますと、昭和三七年度をピークに減少しつづけています。昭和三七年度が一一八キロだったのが平成二五年度には五七キロまで減ってしまいました。

それはお米に代わってパン食や麺類が増えたせいというわけではなく、おかず、すなわち副食が増加したからだといわれています。それだけ豊かになったといえますが、それは肉類や油脂類の過剰な摂取を生みだしている可能性がみてとれます。

「一汁一菜」のかたちが崩れて、ごはんを食べる機会が減少していると想像されます。

続いて魚とお肉の消費量の変化もみてみましょう。

国民一人当たりの魚介類と肉類の摂取量をみると、魚介類は長期減少傾向に対し肉類は横ばいです。平成一八年に初めて肉類の摂取量が魚介類のそれを上回り、現在その差は拡大しています。魚離れが進行し、肉中心の食事が定着した、ともいえるでしょうか。

日本人は江戸時代まで肉食はほとんどみられなかったのですから大変な変化をとげてしまったといえます。

つぎに、日本の伝統的な食品についてみてみましょう。

「一汁一菜」の構成要素である味噌汁はどうでしょうか？　味噌の消費量の推移をみてみます。一世帯当たりの年間購入数量をみますと、一九八二年が一一九三〇グラムに対し、二〇一五年はなんと五四八三グラムと半減しています。

もうこれは明らかに食卓から味噌汁が減ってしまったことを意味しています。

このように、「食の欧米化」とは言い換えれば、昔から続いてきたごはんと味噌汁、めざしに漬物という和食が消えていく過程であったといえるでしょう。

食品の工業化・グローバル化

「食の欧米化」の底流には、日本人の西洋崇拝の傾向やなんでも取り込んでしまう民族の貪欲さがあったかもしれません。

また敗戦後、アメリカから食料として小麦や脱脂粉乳を大量に援助され、学校給食にパン食が導入されたことも大きな要因と思われます。当時の国家は従来の和食よりもパン食や肉、油脂、乳製品の摂取こそ日本人の体位向上、健康維持によいとしてその普及を推進していました。

しかしこうした背景のなかで「食の欧米化」が急速に進行したのは、高度経済成長にともなうさまざまな要因が働いた結果だったと思います。

スーパーの発展やコールドチェーンの整備は、冷凍冷蔵庫や電子レンジの普及とともに食生活をおおきく変化させ、新鮮な刺身が山間部でも食べられるようになりました。

野菜は国内各地からあるいは海外からはいってきたので、「旬」に関わらずさまざまな野菜が並びました。「地産地消」「自給自足」というかつての生産・消費パターンはなくなりました。

しかし便利さや価格の安さとひきかえに、消費者は、地元でとれた、新鮮で栄養豊富な食材を失ってしまいました。

加工食品・調理済み食品・冷凍食品・インスタント食品などの発達も大きな変化をあたえました。

かつては台所で煮たり焼いたりしていたものが、あたためるだけで事足りるようになりました。

「おふくろの味」は、加工食品やレトルト食品の「袋」を意味する「お袋の味」に今やなってしまったかもしれません。

料理にかける時間が短縮し便利になりましたが、家庭は、「料理する場」から「買ってきたものを食べるだけ」という、消費するだけの場に変わってしまいました。

しかしいちばん心配な点は、これらの食品が肉類中心で油脂を大量にふくんでいることです。またさまざま食品添加物や保存料がふくまれている点も心配です。

経済のグローバル化によって輸入食品が増加したのも大きな変化です。食品だけでなく大豆や小麦など食料のかなりの部分が輸入に依存しています。自給率が一〇〇％なのはお米くらいなのです。

その不安とは別にして、輸入食品は果たして安全であるのかという不安がいつもつきまとっています。遺伝子組み換えや農薬、抗生物質、狂牛病など、手の届かない世界のことだけに不安が多いのです。

外食産業の隆盛

一九七〇年代から我が国に登場したファーストフードチェーンやファミリーレストランも、特に子どもという視点で見ると食生活に大きな影響があったと思われます。それらの店は明らかに子どもたちを主な対象にしていました。

そこではハンバーグ（ハンバーガー）やフライドチキン、ミルクシェイクやフライドポテト、ドーナッツといった、肉・油脂・乳製品がメインのメニューでした。その後、イタリアンやフレンチ、アジア各国などのさまざまなレストランが街中にでき日本は国際的なグルメ大国になりました。

かつて外食産業といえばすし屋、蕎麦屋、街の中華屋さん、洋食屋さん、などで高級なものとしてはてんぷら屋、鰻（うなぎ）屋、スキヤキ屋といったものくらいでした。それらの店に家族がそろっていくことは滅多にありませんでした。外食は特別なときくらいにいく「ハレ」の場だったのです。それが一九七〇年代から家族でごくあたりまえにこうした店に行くようになりました。

「ハレ」と「ケ」の境界があいまいになりました。「ハレ」はお正月やお節句、お盆、祭礼、冠婚葬祭などの非日常的な行事のことをいいます。「ケ」はそれ以外の日常的な生活のことをいいます。

この外食産業のおもなメニューがまた肉や油脂を使ったものですので、食べ過ぎると問題が多いといえます。さらに用いられている食材の不安も残ります。どこでとれた、どういう材料を、どんな調理法で料理したのか、多くはブラックボックスです。

核家族と共働き

子どもの「食べ方」にも関係しているのが核家族化の進行です。大家族の生活は消え、三世代で住むことも少なくなりました。その結果、もともと家を中心にして伝承されていた和食の調理技術や保存の技術が親から子に伝わりにくくなりました。

いいかえれば和食の伝統がここにきて途絶えつつあるということです。包丁を上手に使えない、魚をおろせない、漬物が作れないなど、昔はどんな方でもできたことが今はできなくなっています。

さらに両親の共働きも増えました。

こうなると、ますます家で料理をすることが簡略化されたり、外食ですませたりする傾向となります。

本来、子どもたちの健康や成長を考えて、安全で体によい食事を自ら手作りしてあげるのが望ましいのですが、なかなかそうはいかないようです。

その結果、便利な加工食品ですませてしまい、子どもたちは肉や脂肪の多い偏った食事をとることとなります。

核家族化や共働きはこれから一層進行するでしょう。その中で私たちはもう一度、何が大切なのか考えてみる必要があると思います。

わたしの提案は、この本でくりかえし述べるように、「一汁一菜」型の日本的伝統食や、それを支えている発酵食品を上手にとりいれることだと考えています。なぜなら、まずそれは健康によいこと、そして忙しいママでも簡単に料理できるものだからです。

日本人の腸は肉食に向かない

いままで肉類や脂肪の取り過ぎが子どもにも大人にも健康上問題があることを述べてきました。

これを別の視点からみてみます。

よく言われていることですが、日本人の腸の長さは欧米人のそれより長いらしいのです。

その理由は日本人が何千年という長い時間、お米（穀物）と野菜中心の食事をしてきたからだそうです。我々の腸はその消化・吸収に適応した少々長い腸になっているのです。欧米人の腸は、肉や小麦のパンに適応した腸です。

日本人はもともと肉類を消化・吸収する能力が欧米人にくらべて劣っているともいわれています。肉を食べると未消化のタンパク質が腸内に残り、便秘などを引き起こし、結果いろいろな病気の原因になるともいわれています。

脂肪についても日本人は内臓脂肪になりやすいのに対し、欧米人は皮下脂肪になりやすいともいわれます。内臓脂肪は最終的に動脈硬化や心臓病の原因となります。この体質も日本人の遺伝的体質です。

肉や乳製品の脂肪は植物性脂肪や魚のそれとは異なり、血液をドロドロにして血管をつまらせる性質があります。

腸に話をもどすと、日本人の腸はそもそも粗食になれているともいわれています。飽食や美食よりも粗食が健康にはよいのです。日本人は長い間、お米と味噌汁、小魚と漬物で象徴される粗食で生きてきた民族ですから、肉食の歴史は浅く、大正一一年の一人当たり一日の量はわずか三・五グラムでした。

また和食には油脂の料理が少ないという特徴がありました。

そうした食事が日本人のDNAに刻まれています。いまそれが「食の欧米化」によって脅かされているといったら大げさでしょうか。

日本の伝統的食事・食材をみなおそう

素晴らしい和食に加え、世界のさまざまな料理が食べられるのは幸せなことだと思います。

日本人は今、世界中の珍しい食材やお酒などが手軽に手に入ります。これもまことに幸せなことです。

一億総グルメといわれ、メディアではグルメに関するたくさんの情報が流れます。食を楽しむということは重要なことです。

しかし一方では生活習慣病が増加し、がんや心疾患、脳血管疾患が日本人の三大死因となっています。人々は一方でおいしいものを食べながら、もう一方では健康への不安をつのらせているのです。

無農薬野菜や自然食、ダイエット食やサプリメントなど健康関連のビジネスが大流行しているのがその証拠ではないでしょうか。

そんな状況にあって毎日の私たちの食事はどうあるべきなのでしょうか。子どもたちが安全にすこやかに育っていくためにはどんな食事がよいのでしょうか。

私はその答えの一つとして、日本人が昔から食べ続けてきた、日本人に一番向いている和食を食事の中心にしていくことだと考えています。

お肉も油脂も乳製品も大事な食材です。食べないというのではなく、過剰にとらないこと、できたら和食の中に組み込んでいくことがよいだろうと思っています。

たとえばお味噌汁のなかにお肉をちょっとだけいれるとか、塩糀でお肉を一日漬けて消化しやすくして食べるとか、あくまで和食を食事の柱にして考えてみると道がひらけそうです。

そんな時、糀をはじめとした発酵食品が活躍してくれるでしょう。

ところで今まで「和食」「日本の伝統食」と言ってきましたがここで改めてその特徴を私なりに整理しておきます。基本のかたちは「一汁一菜」ですがそれをもう少し具体的にご説明しましょう。

一　お米や雑穀を主食にする。
二　ごはんには味噌汁や吸い物が付随する。
三　おかずや味噌汁の具には主に野菜が使われる。
四　魚や貝も使われる。魚の調理法では「焼き物」「煮物」「刺身」などがある。
五　大豆の加工品（豆腐、あぶらげ、納豆、おから）がよく使われる。
六　海藻（ワカメ、ヒジキ、海苔）もよく使われる。
七　調味料、保存料として味噌・醤油・酢・味醂（みりん）といった発酵食品が使われる。
八　発酵食品の漬物がつく。漬物は野菜・山菜・海藻から魚介類まで多様である。
九　だしが調理のベース。昆布・鰹節・煮干し（いりこ）・干し椎茸などからとる。
一〇　乾物が利用される。切干大根・高野豆腐・寒天・ヒジキなど。
一一　調理法では「煮物」「和え物」「焼き物」が多い。「蒸す」も多い。
一二　鍋料理も大きな特徴。鍋物は味噌汁の発展形である。
一三　キノコや山菜をよく利用する。
一四　「旬」の食材を大切にする。

ざっと思いつくままあげてみましたが、和食のイメージが浮かんできたでしょうか。すしやてんぷら、鰻にお蕎麦はもちろん和食ですが、いずれも外食の、いってみれば「ハレ」の食です。

毎日の和食は、地味で素朴な、しかし、それだけに飽きが来ない、ほっとするものです。

毎日の食事はただ美味しいだけではなく、安心するものこそ重要です。

ぜひ和食を基本にすえて、お肉でも油脂でも上手に料理して、健康でかつおいしい食事を作ってください。

COLUMN

糀を使った漬物

日本は世界一の漬物王国といっても過言ではないでしょう。そのなかから糀を使った漬物を取り上げてみましょう。

「べったら漬け」は東京を代表する糀を利用した大根の漬物です。毎年一〇月一九、二〇日、東京日本橋の大伝馬町（おおでんまちょう）で開かれる「べったら市」ではたくさんの露店がこの漬物を販売します。「べったら漬け」は塩漬けした大根を甘酒糀に漬けたものです。

金沢の名物の「蕪（かぶ）らずし」も糀を使った贅沢な漬物です。塩漬けした蕪に切り込みを入れ、その間に塩漬けの鰤（ぶり）の切り身、人参、昆布などをはさみます。これを米糀で作った甘酒とあわせ重しをかけて発酵させます。「蕪らずし」は高級なので大根と身欠き鰊（にしん）で作った「大根ずし」を庶民は食べたといわれます。

魚と野菜、米糀で発酵させた漬物は東北地方の日本海側から北海道に広く分布しており、「いずし」とよばれます。秋田名物の「はたはたずし」もそのひとつです。

糀を使った漬物では「三五八漬け」をはずすわけにはいきません。福島県、山形県、秋田県など東北地方で作られている漬物です。名前の由来になっているとおり塩・糀・蒸米の比率が三：五：八の漬け床に野菜や魚を漬けて作ります。

第2章

理想的な江戸の食から学ぶ

江戸時代から学ぶ意義

アメリカで一九七七年に発表された「マクガバンレポート」があります。当時アメリカではがんとともに心臓疾患の患者が増加していました。

政府は当時上院議員であったジョージ・S・マクガバン氏を委員長にした栄養問題特別委員会を設置し、予防医学の観点からこうした傾向の是正をはかろうとしました。このレポートでは従来のアメリカ人の肉や脂肪、乳製品、卵中心の食事に警鐘をならしました。

レポートではできるだけ精製されていない穀物、野菜、果物の摂取が勧められました。そして推奨された食事の参考にされたものが実は江戸時代の日本の食事だったのです。

和食離れが進み、肉や油脂が中心の欧米型食事になり生活習慣病が増加しつつある現在、「マクガバンレポート」が参考にしたという江戸時代の食事についてあらためて学ぶことは意味のあることではないでしょうか。

和食の原型はごはんと味噌汁

江戸時代に今日の和食の基本スタイルができあがったといわれています。まず一日に三度、朝・昼・晩の三食、食事をとる習慣が広まりました。そして、ごはんを主食として味噌汁とおかずを組み合わせた、いわゆる「一汁一菜」が日常の食事の基本形になりました。もちろん、めでたい席やお祭りのときなど「ハレ」の日には、贅沢な料理が膳にならびましたが、普段は武士も庶民も皆「一汁一菜」の、質素な食事でした。

「朝ごはんを炊き、味噌汁を合わせ、昼と夜は冷や飯を専(もっぱ)らとす」「昼は一菜をそゆる。菜蔬(さいそ)あるいは魚肉等必ず昼食に供す」と江戸末期の随筆「守貞漫稿(もりさだまんこう)」にみえています。

江戸では藩や幕府直轄地などから大量の米が流入したため、身分に関わらず上から下まで、江戸の人々の口にはいったそうです。

米は米搗(つ)きの手で、臼と杵で精米された。そこでうまれた大量の米糠が糠漬けを発達普及させました。

糠漬けの代表が沢庵漬けで、多くの家で作られていました。

当時江戸近郊の農村で栽培された大根は都市の家庭で排出された糞尿と物々交換されました。この大根を家庭では沢庵漬けにしていたのです。糞尿は肥料として畑に使われ、江戸の野菜栽培の貴重な肥料となりました。

当時の米の精米度合いですが、臼と杵でついていたとすると玄米にちかかったかもしれません。

ところで当時の味噌汁の具はどんなものだったのでしょうか？　幕末の埼玉に住む下級武士の日記にみえる、味噌汁の具をひろってみましょう。

「しじみ汁・つみいれ汁・午房汁・ねぎ汁・菜汁・とうふ汁・むきみ汁・大根汁・から汁」

（「石城日記」）

※「つみいれ汁」は「つみれ汁」のこと。「むきみ汁」はあさりのむきみを入れた汁。「から汁」はおからを入れた汁。

ねぎや菜、大根がめだちますが魚貝や豆腐もありました。今と全く変わりません。

また江戸時代には納豆はたたいて、賽の目にした豆腐や青味とともに味噌汁にした「納豆汁」が食べられていました。

ごはんと味噌汁の組み合わせは、ごはんに不足しているタンパク質を味噌でおぎなうという、栄養学的にみてとても合理的な組み合わせでした。この「一汁一菜」が江戸時代から今日まで引き継がれてきた和食の基本だったといっても過言ではないでしょう。

江戸時代のおかずは野菜と魚中心の健康食

江戸時代に庶民が食べていたと思われるおかずを、「日々徳用倹約料理角力取組」という幕末の見立て番付から少し引用してみます。

番付中央にある行司・世話役・勧進元・差添え・年寄りには以下の食品がみえています。

行司……たくあん・ぬかみそ・大阪漬け・ナスビ漬け・茎菜漬け・梅干し・寺納豆・かくや古漬け・みそ漬け・ラッキョウ漬け・カラシ漬け・ほそね漬け・奈良漬け
世話役……でんぶ・ひしお・みそ漬け・日光唐辛子
勧進元・差添え……みそ・しお・しょうゆ
年寄り……かつおぶし・しおから・なめもの・ゴマ塩

味噌・醤油・漬物・塩辛に鰹節と、発酵食品が軒並みならんでいます。当時の食事がこれらの発酵食品を基本にして構成されていることがよく分かります。

ではおかずはどうでしょうか？

精進方すなわち植物性食品では

大関……八はいどうふ
関脇……こふあふらげ
小結……きんぴらごぼう
前頭……にまめ・焼とうふ吸したじ・ひじき白あい・切ぼし煮つけ
　いもがらあぶらげ・あぶらげつけ焼・小松なひたしもの
以下、四季ごとに
春……けんちん・わかめのぬた・きのめでんがく・たたきごぼう
　なまのりさんばいす・くくたちひたし
夏……冬瓜くずに・いんげん煮びたし・なすあげだし・ふきのにつけ・
　竹の子あらめ・なすしぎやき・へちまにびたし（以下略）
といったものがあげられています。

一方魚類方（動物性タンパク質）は

大関……めざしいわし
関脇……むきみ切りほし
小結……芝えびからいり
前頭……まぐろからじる・小はた大こん・たたみいわし・いわししほやき
まぐろすきミ・しほかつを・鰊(にしん)しほびき
春……まぐろきじやき・ひじきむきミ・いわしのぬた・いわしつミれ・さばミそづけ
たにしいり付け・小あじにミつば（以下略）

第一の特徴は江戸の人々が地元で栽培された野菜を豊富に食べていたことです。今では想像もできませんが江戸の近郊は野菜の一大産地でした。当時の江戸野菜と産地をあげてみましょう。

大根……練馬・三河島
ごぼう……岩槻
なす……駒込・千住

とうがらし……内藤新宿
うど……練馬
茗荷……早稲田
まくわうり……府中・鳴子
きうり……砂村
はす……千住
くわい……千住

野菜は八百屋で売られたり、行商が籠にいれて売りに来たりしました。

こうした地元でとれた野菜を味噌汁の具にしたり、煮物、おひたし、和え物、漬物などにしておかずにしていました。

また切干大根のような野菜の保存食品や山菜もおおいに利用されました。

江戸の人々は現代人の我々とは比較にならないくらい野菜の摂取量が多かったと思われます。それは腸の働きを活性化してくれる食物繊維を大量に摂取していたことを意味しています。


ふたつめの特徴は動物性タンパク質として江戸前の海でとれたさまざまな魚や貝を

摂取していたことです。

江戸前の海、今の東京湾は明治時代まで日本一の魚の宝庫でした。今では考えられないくらいいろいろな種類の魚貝が取れました。

とくに庶民は鰯や秋刀魚、鯵といった大衆魚を食べていました。いまから思いますと当時の庶民はオメガ3とよばれるＤＨＡ（ドコサヘキサエン酸）、ＥＰＡ（エイコサペンタエン酸）といった健康に良い成分をたくさん摂取していたわけです。

獲れた魚は日本橋にあった魚河岸に集荷され、魚屋や棒手振り（行商人）によって販売されました。初鰹の季節には鰹売りの売り声が、早朝にはシジミやアサリを売る声がひびきました。地元の海でとれた魚、今でいえば「地魚」を口にしていました。もちろん冷蔵庫のない時代、干物や塩漬けにした魚もよく食べられました。鮪や鰹、鮭といった沖合などでとれる魚は流通上、多くはそうしたものに加工され、江戸に運ばれました。

こうしてみてみると江戸の食事は野菜と魚を中心にした、今日からみると大変質素な「粗食」でした。しかし実はそれがかえって今我々が江戸の食を見直す大きな理由なのです。

日本人の遺伝子には飢餓に対する耐性があるといわれています。飽食すなわち過剰な栄養に弱い体質なのです。日本人はそもそも「粗食」がむいている、といわれているのです。

もうひとつ注目しておきたいのが、口にした野菜や魚が全て江戸という地元で栽培されたり漁獲されたりしたものだった点です。いわゆる「地産地消」です。当然、栄養的にすぐれた食材を食べていたにちがいありません。

ほかに豆腐や味噌、納豆などの大豆製品、ワカメやヒジキなどの海藻類もよく食べられていたことも忘れてはならないでしょう。

発酵食品が中心の江戸の食

江戸時代は発酵食品が花ひらいた時代といってよいでしょう。

味噌を筆頭にして、醤油や酢、味醂、甘酒、日本酒などがさかんに作られ利用された時代でした。だしには発酵食品の鰹節が登場しました。鰹節の普及で和食の味わいは格段に深みをましました。発酵食品の漬物もさまざまな種類が生まれました。

江戸時代の食事は野菜と魚介のおかずでごはんを食べる形が基本だったと述べまし

た。しかし野菜も魚介もそのままだと必ずしもおいしいものではありません。これをおいしいものにさせてくれるのが味噌や醤油や酢という発酵調味料とだしでした。

江戸時代の調理法としては魚や貝は主として膾(なます)や刺身、焼きもの、煮物、和え物、汁物などでした。野菜では煮物、和え物、浸し物、汁物が主でした。

これらの調理にあって味付けとして不可欠だったのが味噌、醤油、酢、だったようです。

刺身には古い時代には「煎(い)り酒」という古酒に鰹節、梅干しを入れて煮詰めた調味料が用いられましたが、江戸時代、醤油や酢の普及によって衰退してしまいました。

膾ではたとえばヌタがありますがこれは味噌と酢のソースが用いられました。

和え物には味噌がベースのソースがよく使われました。いわゆる味噌和えで、「ごま味噌和え」「木の芽味噌和え」などいろいろな味噌ベースのソースが使われました。

焼き物では豆腐に味噌を塗って焼いた田楽、醤油や味醂をつけ焼きにした鰻のかば焼きがありました。

江戸を代表する外食の蕎麦・てんぷら・握りすし・鰻蒲焼は、醤油や味醂、酢の製造が発達し普及した結果誕生したといってよいでしょう。

冷蔵庫のない時代、味噌は保存料としても活躍しました。江戸時代の日記をみるとよく魚の切り身の味噌漬けがみえています。

保存といえば漬物の発達も江戸時代の特徴でしょう。幕末には「四季漬物塩嘉言（しきつけものしおかげん）」という漬物レシピ本も出版されています。ここには、沢庵漬けをはじめとして浅漬け、糠味噌漬け、味噌漬け、奈良漬け、梅干し、粕漬け、糀漬けなど六四種の製法がみえています。

江戸の人々が発酵食品を食事の基本にして、地元の野菜や魚を調理し、「一汁一菜」という質素な食事を食べていたことは、飽食の現代人がおおいに参考にすべき点があるように思います。

食べ物を大切にし、感謝する気持ち

江戸時代は今と違って貧しい時代でした。ものが有り余っているわけではない質素な生活だったといってよいでしょう。

たびたび飢饉がおこり農村では餓死者が多くでたりしました。

こうしたことを体験的に知っていた江戸の人々は、生きる知恵を多く身に着けていました。食べ物についての豊富な知識をもち、食べ物を無駄にしないという習慣が身についていたのです。昔の方はなにをどうすれば食べられるかよく知っていました。なにをどのように加工保存したら食物を腐敗させずに長持ちさせるかよく知っていました。

大根の葉や魚のアラなど、食べられるところはすべて残さず食べる、一粒の米も残さず食べるという食習慣があたりまえでした。残った食材は工夫して保存しました。決して安易に廃棄するということはあり得なかったのです。

今の日本は食物の廃棄量が世界一だそうです。とくに目立つのが小売店で売れ残った賞味期限切れで捨てられるものだそうです。

食べ残したり、廃棄したりすることが目立つ今、食物をもっともっと大切にする生活を取り戻す必要があると思います。

食べ物を粗末にしないとともに食べ物に対する感謝の気持ちも強いものでした。「いただきます」という食事前の言葉がいつからあったか分かりませんが、この言葉も永六輔（えいろくすけ）さんによると、人間の食べ物はみな命あるもの、その命あるものをいただくからお礼と感謝のため「いただきます」というのだそうです。「いただきます」というのは世界中をみても日本人だけだそうです。

江戸時代、捕鯨に従事していた鯨組の漁師らは捕獲した鯨の子どもをねんごろにお墓に葬りました。それは今も西日本各地に鯨塚として残されています。貴重な命を人間に与えてくれた鯨に対する深い感謝と鎮魂のあらわれでした。私たち日本人は自然から命をあたえられているという深い思いをもっていたのです。

季節を感じ、旬を楽しむ

江戸時代の人々は季節を愛し、季節の訪れとともに旬の食べ物を楽しみました。

旬の食べ物は世界にもいろいろあるでしょうが、日本人ほどそれに愛着をいだく民族は少ないのではないでしょうか。

季節のはじまりに出回る「初物」に異常なほど愛着をいだいたのが江戸っ子でした。女房を質にいれても初鰹を食べたい、といわれていました。幕府もたびたび初物禁止のお触れをだすくらいの熱狂ぶりだったようです。

「初物を食べると七十五日寿命がのびる」ともいわれました。

また「初物」を仏壇の先祖にまずさしあげるという習慣もありました。「初物」にはなにか神秘的な力が宿っていると感じていたようです。

確かに旬の食物には栄養が豊富にふくまれており、かつ美味しいのです。江戸時代の人々は経験的にこのことを知っていたわけです。

温室栽培の野菜や海外からの輸入品がでまわる現在、旬の概念があやふやになってしまいました。冬でも茄子もトマトも手にはいります。しかし野菜などは本来成熟すべき季節に取れたものに比べると、栄養的にも、味わいの点からも劣っています。

今からでも遅くありません。旬のものをできるだけ食べるようにして、季節を実感するようにありたいものです。

季節に関連して年中行事についてもふれておきましょう。

江戸時代は四季とともに毎月訪れるさまざまな行事とともに暮らしていました。それが暮らしにメリハリを与えてくれました。いいかえれば「ハレ」と「ケ」のけじめがしっかりつけられていました。お正月やお節句など「ハレ」の日には贅沢な食事を作り、家族一同で祝いました。「ケ」の日常は、一汁一菜の質素な食事ですから「ハレ」の日はことのほか楽しみだったようです。

年中行事の日には、正月にお雑煮、桃の節句にはよもぎもちや蛤(はまぐり)の吸い物などと特別な食べ物が作られました。

このように行事や先祖の回忌、誕生日の祝いなどをきちんととり行うことで家族の幸せを祈り団結を確認していたのです。

人と人が食べ物で結ばれる社会

江戸の人々は食べ物を通じて人間関係を実に円滑にしていたと思います。食べ物を「分かち合う」のがあたりまえの社会だったようです。

家でめでたいことがあって赤飯をたいたら近所のかたや親せきに配りました。お彼岸に牡丹餅を作ればそれを配りました。

野菜が届いたり、魚の味噌漬け一切れが届いたりすることもありました。味噌や醤油が切れたので隣家に借りに行ったりしたのは江戸時代から昭和三〇年代までの日本のあたりまえの光景でした。

長屋は炊事場が共同だったから長屋のおかみさんは毎日、そこで文字通り「井戸端会議」をし、その日のおかずの融通もあったことでしょう。

江戸は火事の多い町でしたが、火事になると延焼した知人のところに握り飯やたくあんをもってかけつけるのが普通でした。

とにかく江戸時代の人々は食べ物の贈答が暮らしの中心にあったのです。

これは食べ物が貴重な存在だったこと、それを大切に扱わねばならないという価値観が背景にあり、その贈答によってお互いの信頼関係がうまれていったといえるでしょう。

私たちはバレンタインにチョコレートを贈るだけではなく、手作りしたヒジキの煮物やブリ大根を、どんぶりにいれて隣家に届けるような生活を復活させたいものですね。

COLUMN

奄美大島のみき

鹿児島県奄美（あまみ）地方と沖縄には「みき」と呼ばれる独特の飲料があります。奄美の「みき」は炊いたお米にすりおろしたサツマイモと砂糖を加え乳酸発酵させたものです。江戸時代の終わりごろこの島に流刑になった薩摩（さつま）藩藩士・名越左源太（なごやさげんた）の残した記録には「みき」の作り方が詳しく記録されています。それによると水に漬けた餅米をついて粉にして、大鍋に湯をわかし加え混ぜ合わせます。これが冷めたら、すりおろしたサツマイモと餅米粉を加え混ぜ合わせ、壺や桶に入れて芭蕉の葉で蓋をします。翌日に飲むとおいしいと書かれています。古くは砂糖がはいりませんでした。元々神様にお供えするもので現在も神事でもちいられています。奄美では紙パック入りの「みき」が市販されており、ちょうど本土の甘酒のように、消化がよく栄養豊富の飲み物として飲まれています。

「みき」の発酵は生のサツマイモに含まれるアミラーゼという酵素の作用です。一方沖縄の「みき」にはサツマイモがはいっていません。米と麦、砂糖から作られています。この発酵は麦芽の酵素アミラーゼの作用です。

第3章

今なぜ発酵が注目されているのか

発酵とは?

辞書をひくと「発酵」はつぎのように解説されています。

「酵母や細菌などの微生物がエネルギーを得るために有機化合物を分解して、アルコール類・有機酸類・炭酸ガスなどを生成していく過程。狭義には、微生物が酸素の存在しない状態で、糖類を分解してエネルギーを得る過程。酒・味噌・醤油・チーズなどに古来利用されてきた。」(「大辞林」)

ちょっと専門的な説明かもしれませんが、酒や味噌、醤油、チーズなどは微生物の発酵作用によって作られている、というと分かりやすいでしょう。

日本酒は原料のお米から、糀菌・乳酸菌・酵母菌などの働きで作られます。味噌は大豆が原料でお米や麦で培養した糀菌が働いて作られます。

チーズは乳を乳酸菌で発酵させて作られています。またカマンベールやブルーチーズはカビの働きで独特の風味を作りだしています。

このように私たちは外界に存在している、人間にとって無害な微生物をたくみに利用した発酵食品を古くから食べてきました。

発酵食品は後述するように食品にうまみを与え保存性を高めます。冷蔵庫のない時代、発酵食品は塩蔵や乾燥とともに貴重な食料の保存技術だったのです。

ところで発酵に似た過程に腐敗があります。納豆をはじめて手にした外国人が「腐っている」と叫んだという話があります。

発酵と腐敗は化学的変化という点では同じものですが、作りだされた物質が人間にとって有益なのか有害なのかによって異なるのです。有益なものを生成するのが発酵。有毒なものを生成したら腐敗と区別されます。

牛乳をコップに入れて部屋に数日間放置しておくと、大気中に存在している腐敗菌が繁殖して有害なものとなります。これが腐敗です。

発酵のメカニズム

もうすこし発酵のことをみてみましょう。

発酵に関わる微生物はどのようにして人間に有用な物質を作りだしているのでしょうか。

味噌を例にみてみましょう。

味噌はゆでた大豆をつぶしてから糀と塩を混ぜ合わせ長期熟成させたものです。

大豆には豊富なタンパク質やデンプン、脂質などがふくまれています。

糀菌はこれらの物質を分解する酵素をたくさんもっており、その酵素の作用で分解を行います。

そして分解にともなって発生するエネルギーを自身の生命活動に使います。

タンパク質を分解する酵素はプロテアーゼです。タンパク質はたくさんのアミノ酸が結合してできあがっている高分子化合物ですが、プロテアーゼはこのアミノ酸の鎖をハサミで切るように細かくしてしまいます。その結果、アミノ酸がいくつか結合しているペプチドやアミノ酸に変化します。

人間は生命を維持するためにはタンパク質が不可欠ですが、そのままの形では腸から吸収できません。腸内で糀菌同様、分解酵素を分泌してアミノ酸に分解してから吸収しています。糀菌はそれを食物の段階で行ってくれています。いってみれば消化の手助けをしてくれているのです。大豆タンパク質の利用率をアップしてくれているのです。またペプチドやアミノ酸はうまみや香りの成分ですので、おいしくなった食べ物を私たちは食べることができるのです。

糀菌には他に、デンプン質を分解してブドウ糖にするアミラーゼや脂質を脂肪酸とグリセロールに分解するリパーゼなどの酵素があります。

デンプン質がブドウ糖に分解されると食品には甘みがうまれます。味噌のほのかな甘みはこの甘みです。

また重要なことはブドウ糖が乳酸菌や酵母菌の栄養源になることです。乳酸菌や酵母菌も味噌の熟成に欠かせない有用菌ですが、デンプン質やタンパク質を分解できません。

糀菌が彼らのエサを作りだしてくれているのです。ちなみに野菜の一夜漬けに塩糀を加えると乳酸菌が増えておいしい漬物になります。

さらに糀菌は、分解の過程でさまざまなビタミン類（ビタミンB_1、B_2、B_6、パントテン酸、ビオチンなど）を作りだしています。

このように発酵というプロセスには、微生物のもつ各種の酵素が関係し、その生成物が複雑に関わって作りだされているのが発酵食品なのです。

発酵食品のメリット　その1　保存性

ここであらためて発酵食品がもつすぐれた点をみてみましょう。

まず第一に発酵食品は高い保存力を持っている点です。

人間は出現以来、火の利用とともに食料の保存に知恵を絞ってきたといってよいでしょう。とくに腐敗がはやく進行する動物性タンパク質は、乾燥させたり塩漬けにしたりして保存性を高める技術が古くから発達しました。その技術のひとつとして発酵食品も発達しました。人間は無意識に微生物による発酵が食品の保存力を高めることを学んだようです。

どうして発酵食品の保存性が高いのか、ヨーグルトを例にしてみてみましょう。

ヨーグルトは乳に乳酸菌が作用した発酵食品です。

乳酸菌は乳にふくまれている乳糖を酵素で分解し乳酸を生成します。この乳酸は抗菌性があるため腐敗菌の生育を防ぎます。また環境が酸性になるため酸性下では生息できない菌を排除します。こうして腐敗菌や雑菌を排除することによって腐敗を防いでいます。

糀菌も先に述べたように乳酸菌のエサとなるブドウ糖を生成することで乳酸菌を増

やしその結果、乳酸菌の作る乳酸でほかの腐敗菌の増殖を防いでいるのです。

微生物の世界ではある環境下、一定数以上の微生物が存在すると、その微生物のみが繁殖し他の微生物の侵入を防いでしまうのです。

有用な微生物を優先的に繁殖させることにより発酵食品は腐敗菌の侵入を防ぎ、保存性を高めているのです。合成保存料などを加えなくても保存性があるのが発酵食品です。

発酵食品のメリット　その2　栄養が豊か

発酵食品の特徴の二番目は、栄養が豊富であり、かつ消化吸収しやすいことです。

発酵作用によって食材のデンプン質やタンパク質などは、食べやすく消化吸収しやすい糖やアミノ酸に分解されています。

今では誰でも知っている塩糀ですがお肉や野菜に加えると、実に柔らかく食べやすく消化しやすいものとなります。

大豆をただ煮ただけのものは栄養成分がわずかでかつ消化吸収がよくないのに対し、味噌や納豆にすると栄養成分がぐんとアップし効率よく吸収できるようになります。微生物の働きで大豆にはなかったアミノ酸やビタミン類、ミネラルなどが生成されるため栄養豊かな食品となるわけです。

「味噌は医者いらず」といわれるように栄養の宝庫です。

味噌の大豆タンパク質は微生物の働きで、約六〇％が水溶性タンパク質に、約三〇％がアミノ酸に変化するといいます。

人間に不可欠な必須アミノ酸九種（リジン、ロイシンなど）がふくまれており、昔から日本人の貴重なタンパク源となってきました。

また、ビタミン類（B_1、B_2、B_6、B_{12}、E、Kなど）やナトリウムやカリウム、カルシウムなどのミネラルもふくまれており、健康維持に寄与しています。

ほかにリノール酸やレシチンがふくまれコレステロール上昇抑制効果や動脈硬化防止に役立っていると考えられています。

最近、人気が高い甘酒はこうした栄養分が凝縮されたドリンクです。ブドウ糖やアミノ酸、ビタミン類が豊富にふくまれ、さらに吸収率も高いため疲れたときの栄養ドリンクとしておおいに利用したいものです。

発酵食品のメリット　その3　うまみ、香り、風味が増す

発酵食品は栄養が多いだけではありません。なにより食品をおいしいものに変化させてくれます。また独特の香りが作りだされ、それが食欲を刺激してくれます。「うまみ」と「香り」が発酵食品の三番目の特徴です。

味噌はそれだけで立派なごはんのおかずになるほどおいしい食品です。

味噌の「うまみ」あるいは「風味」は糀菌・乳酸菌・酵母菌といった微生物のさまざまな働きによって作りだされた化学物質による複雑なものです。主にうまみはアミノ酸のひとつであるグルタミン酸ですが、その他の成分も複雑に関わっています。味噌がそれぞれ皆個性豊かな味となるのは味噌製造の複雑な過程のためといえます。

発酵食品で「うまみ」の代表例は鰹節です。鰹節が発酵食品というと意外ですが、煮熟した鰹の節を燻煙（くんえん）したのち糀菌の仲間であるカビ（糸状菌）を繁殖させ、タンパク質を分解させ「うまみ」成分であるアミノ酸などを生成させたものです。

発酵食品独特の「香り」はそれぞれ関与する微生物が発酵の過程で作りだす、特有な有機物質がもととなっています。味噌には味噌の、醤油には醤油の、納豆には納豆の「香り」成分が関与しています。

近江の鮒(ふな)ずしとか八丈島のくさやなど発酵食品には実に個性的な「香り」をもつ食品が多いのがひとつの特徴といってよいでしょう。

発酵食品はうまみ調味料や香料を加えなくても微生物の働きのみで「うまみ」「香り」が生成される完全無添加食品です。

発酵食品のメリット　その4　保健的機能性

発酵食品の大きな特徴として見逃せないのがその保健的機能性です。簡単に言うとこれを食べていると病気の予防になるということです。

多くの研究が発表され、現在も発酵食品の保健的機能性の研究が行われています。

よく知られているのは「味噌汁を毎日飲んでいる人は、飲まない人にくらべて胃がんや乳がんの発生率が低い」という研究です。味噌にはがんのリスクを低下させる力があるといわれています。

有名な話ですので皆さんよくご存じかもしれませんが、昭和二〇年、長崎で被爆された秋月辰一郎（あきづきたついちろう）医師はワカメの味噌汁で命をつなぎました。後年、原爆の後遺症が発症しなかったのはワカメの味噌汁のおかげだったと回想されています。味噌は放射能がひきおこす遺伝子の損傷を回復させる効果をもっているのです。

ほかに生活習慣病（糖尿病、肥満、高コレステロール症、動脈硬化症）や高血圧症などの予防効果が考えられています。

最近は発酵食品が人間の腸によい作用をあたえ、免疫機能を高め、病気の発生を予防することが分かってきました。

発酵食品に存在する微生物が腸に運ばれると、腸内の「善玉菌」を増やし、「悪玉菌」を抑制し、有害物質を体外に排出し、腸内の環境を良好にしてくれます。これについてはあとで詳しく説明します。

発酵に関わる主な微生物

これまで発酵に関わる微生物として、糀菌や乳酸菌、酵母菌などがでてきました。ここではこうした発酵に関わる微生物についてどんなものがあるのかみてみましょう。糀菌については次章で詳しく述べますので、ここでは糀菌以外の微生物について述べます。

乳酸菌

ヨーグルトや漬物で活躍している微生物。味噌や醤油、お酒にも関わっています。発酵の過程で糖類を分解し乳酸を生成します。乳酸菌はこの乳酸を作りだす菌一般を指しており、たくさんの乳酸菌があります。

乳酸菌によって作りだされた乳酸は、環境を酸性状態にします。酸性のもとでは多くの腐敗菌は生きていけません。腐敗を防止する大事な働きがあるのです。

ビフィズス菌は腸内に存在し「善玉菌」を活性化して腸内の状態を良好にします。

我が国では古くから、魚を漬けたなれずしや糠漬けなど乳酸菌の発酵食品に慣れしたしんできた民族といってよいでしょう。

酵母菌

酵母といえばまずパンとお酒を思い浮かべることでしょう。最近では天然酵母で作ったパンが人気になっています。イーストとは酵母菌のことです。

酵母菌は糖類を分解してアルコールと炭酸ガスを作ります。パンがふっくら膨らむのは酵母菌が生成する炭酸ガスのおかげです。

日本酒はまずお米に糀菌が働いてデンプン質から糖ができ、この糖に酵母菌が作用してアルコールがうまれます。

酵母菌にもさまざまな種類があり、それが日本酒に複雑な個性をあたえています。

納豆菌

ねばねばした納豆ほど珍しい食品は世界にもあまり例がないのではないでしょうか。ミャンマーやタイ、ネパールなどにみられるそうですが、これほどよく日常的に食べられているのは日本だけではないでしょうか。かつては主に納豆汁で食べられていました。

この納豆を作りだしているのが納豆菌です。稲わらに付着している納豆菌が煮た大豆に作用して糸をひく納豆を作りだします。納豆菌の酵素がタンパク質を分解し、できたアミノ酸の一種グルタミン酸が他の成分と結びつき特有なネバネバを作り出しています。

納豆菌は胞子を形成するため熱や酸に強い菌です。そのため胃酸にもたえて生きて腸に到達します。腸では「善玉菌」の増殖に寄与し腸内環境をととのえてくれるのです。

酢酸菌

お酒をコップに入れてテーブルに何日か放置しておくと、大気中に存在している酢酸菌の働きでお酢に変化してしまいます。酢酸菌はエチルアルコールを分解して酢酸を作りだします。アルコール脱水酵素とアルデヒド脱水酵素というふたつの酵素の働きです。

酒の製造では酢酸菌は大敵で、ちょっとでも酢酸菌がはいると酒が酸っぱくなってしまいます。

日本のお酢はお米に糀を作用させ、酵母を加えアルコール発酵させ、種酢を加えて作る米酢が主流です。

日本の発酵の中心は糀菌

では糀菌と糀について少し詳しく紹介しましょう。

日本酒、焼酎、味噌、醤油、味醂、甘酒、漬物など日本の発酵食品のほとんどがこの糀菌・糀によって作られています。「糀菌と糀の存在なくして日本の食文化はなりたたない」といってよいでしょう。

そのため糀菌は「国菌」つまり「日本を代表する微生物」とよばれています。

ここで糀菌と糀の言葉の使い方にふれておきます。この本では糀菌は微生物としての意味に、そして糀はお米や大豆、麦などにこの菌を培養させたものを指すことにします。私たちがお店で購入するのは後者のもの、主にお米に糀菌を培養させた「米糀」です。

糀菌はカビの仲間

糀菌は乳酸菌や酵母菌とは異なりカビまたは「糸状菌(しじょうきん)」に分類される微生物です。カビというと顔をしかめてしまう方がいらっしゃるかもしれませんが、すごいパワーをもった、人間にとても役に立つ存在なのです。

糀菌というカビを利用した発酵食品は東南アジアや東アジアに発達した独特の食文化です。西洋にはチーズにカビをはやして風味付けするものがありますがごくまれな例といえます。

カビは湿潤な気候を好む微生物のため、湿潤な風土の東アジアを中心にカビを利用した食文化が発達したのです。

そのアジアの中でも日本は古くから糀菌を利用した独自のさまざまな発酵食品を発達させてきたのです。

古代日本人はご飯にカビが生えたものを「かむたち」とよんでいたそうです。これが「カムチ」「カウチ」「カウヂ」と変化して今日の「コウジ」になったそうです。

日本の糀は「撒糀（ばらこうじ）」

日本の糀には独特な特徴があります。

糀は先ほど述べたように穀物（米、麦）や大豆に糀菌をふりかけ、菌を増殖させて作ります。

その作り方がアジアの国々と我が国ではちょっと異なっています。

アジアの国はまず穀物を粉にしてから水を加え練りかためて団子状、レンガ状などにしてから糀菌を繁殖させます。これを一般に「餅糀」といいます。

これに対して我が国では米糀の場合お米を蒸してそこに種糀をふりかけて作ります。お米の一粒一粒に効率よく糀菌が付着してお米の栄養分を食べて菌が育ちます。これを「撒糀」と呼んでいます。

昔からお米を炊いて粒食の形で食べてきた食の伝統からこうした作り方がうまれたのでしょう。

日本酒作りは昔から「一糀、二もと、三造り」といわれてきたようになによりすぐれた糀を作ることが最も大事でした。蒸しあげたお米を糀室という専用の温度管理された部屋で、板の上に盛り上げ、種糀をふりかけて混ぜ合わせていきます。その後「糀蓋」

という箱に小分けして手入れをして菌を増やしていく姿は職人の技といってよいでしょう。

日本の糀作りは芸術作品を作るように思えます。

糀菌にもいろいろ

ひとことで糀菌といいますが実はいろいろな糀菌があります。作りだす発酵食品にふさわしい糀菌があるのです。日本酒にむく菌、焼酎にむくもの、味噌や醤油に最適な糀菌などなどです。

最も代表的な糀菌が「ニホンコウジカビ」とよばれているものです。学名は「アスペルギルス・オリゼ」といいます。「オリゼ」は稲の学名「オリザ・サティバ」から由来しています。米糀から分離されたのでこの名がつけられたといいます。糀はお米と切っても切れない関係があるのです。お米を主食にする日本ならではですね。

通常、胞子が黄色をしていることから黄糀菌ともよばれています。

この菌はデンプンやタンパク質の分解する酵素の力が強く、日本酒をはじめ味噌、醤油、甘酒、味醂などに用いられています。

ほかに沖縄の泡盛(あわもり)製造に用いられる「アワモリクロコウジカビ」や焼酎製造に用いられる「カワチコウジカビ」などがあります。前者は菌の色が黒色なので黒糀菌とよばれ、後者は白いので白糀菌とよばれています。

「ショウユコウジカビ」は醤油や味噌を作るときに使われる黄糀菌です。タンパク質分解酵素の力が強いので大豆や麦といった醤油や味噌の原料にふくまれるタンパク質をよく分解してくれます。

沖縄には「豆腐よう」という、酒好きの方に愛好されている珍味があります。これは紅糀菌（モナスカス属のカビ）を蒸米につけて作った紅色の糀を泡盛と合わせたものに乾燥させた豆腐を漬けこんだものです。この紅糀菌というものも糀菌の仲間と考えられます。

糀の作り方

糀菌を蒸したお米などに繁殖させたものが糀ですが、これは酒造りや味噌、醤油造りに欠かせないものでしたから、古くから専門の人々がその仕事に携わっていました。

平安時代から糀作りは京都の北野社の神人が作った「糀座」が独占的に携わってきたといいます。室町時代や江戸時代から続いている糀を作る会社が今もあるのは驚きです。これらの会社はすぐれた糀菌をみつけだして純粋に培養して酒メーカーなどに提供しています。


ここでは米糀の一般的な作り方を紹介します。

お米（精白米）を水で洗い、水につけておきます。水を切り蒸します。蒸した米を板床の上に広げ温度が少し低くなるくらいに冷まします。少し冷めたら糀菌をパラパラと上から振りかけ、手でかき混ぜます。三〇度くらいの糀室で一晩寝かせます。糀菌が芽をだし温度があがってきますので、糀を糀蓋に小分けにします。二日目には温度が三五度くらいになるので、手入れをします。何度か手入れを行い糀の層を次第に薄く広げます。こうして二日間ほどで糀が完成します。糀菌は成長する過程で大量の熱を発生させます。

糀は温度のあげ方でその酵素の力が変わります。高温で作るとアミラーゼが、低温だとプロテアーゼが強くなります。

糀の力

糀には人の健康に役立つさまざまな力があります。源麹研究所会長の山元正博農学博士は自著で糀のパワーを次のように挙げられています。ちなみに山本博士の祖父は河内源一郎氏、「糀の神様」といわれた人で、焼酎や泡盛に使われる黒糀菌や白糀菌を発見した人です。

◎酸化を防いで老化を抑える強力な「還元作用」を持っています。
◎免疫抵抗力を強化します。
◎消化促進をしてくれます。
◎アレルギーも軽減してくれます。
◎腸内菌を健康な状態にしてくれます。
◎がんの成長を抑制します。
◎花粉症を退治します。

◎メタボを改善する効果もあります。
◎放射能を洗い流す力もあります。
◎家畜の成長を促進してくれます。
◎私たち人間や動物のストレスを軽減してくれます。

糀菌が脳の下垂体に作用してストレスホルモンの分泌を抑制するため、人間や動物のストレスを減少させてくれるそうです。糀菌を家畜の飼料に加えると家畜のストレスが減少し、健康な肉質のよい家畜に成長するということです。

詳しくは山元正博博士の著作(『糀のちから!』風雲舎・二〇一二)をお読みいただければと思います。

糀菌や糀にはまだまだ知られていないパワーがたくさん潜んでいるようです。

腸内細菌

発酵食品のメリットで少しふれましたように、発酵食品は人間の腸にさまざまな働きを行い、腸を活性化して健康な状態にしてくれます。

腸(小腸・大腸)はふたつの大切な働きを行っています。

ひとつめは生命維持に不可欠な栄養素と水分の吸収です。小腸では消化酵素の働きで食べ物は分解され小さな分子になり、これが小腸の粘膜にある毛細血管や毛細リンパ管にはいり、体のすみずみまで運ばれます。

大腸では小腸で栄養素や水分を吸収された残りかすから、さらに残った栄養素と水分を吸収します。ところが大腸には消化酵素を出す機能がありません。実はその役割を行っているのが大腸のなかに生息している一〇〇兆以上の「腸内細菌」です。


腸のもうひとつ重要な働きが、病気から体を守る免疫機能です。人間の免疫機能の七〇～八〇%が大腸に存在しているといわれています。「腸内細菌」はこの免疫システムにも密接な関わりをもっています。

さらに腸は「第二の脳」とよばれています。脳の指令がなくても機能できる唯一の臓器で、脳からの信号を待つことなく消化という重要な機能を果たしています。また、腸で作られる物質が脳に運ばれ、さまざまな脳の活動を支えています。身体の調子を整える素晴らしい「幸福物質」セロトニンは、約九五%が腸で作りだされています。言い換えると心の状態に腸は密接に関係しています。

「腸内細菌」には体によいことをする「善玉菌」と悪さをする「悪玉菌」、ときによってよいことも悪いこともする「日和見菌」の三つのタイプがあります。

「善玉菌」の代表は乳酸菌。ビフィズス菌や乳酸桿菌（ラクトバチルス）などいろいろあります。

乳酸菌は糖を分解して乳酸や酢酸を作ります。これが大腸の粘膜を刺激して小腸で吸収されなかった栄養素の吸収をたすけたり、腸内を弱酸性にしたりして、アルカリ性環境を好む「悪玉菌」の増殖を抑制します。また「悪玉菌」が作りだす有害物質や発がん性物質を分解し無毒にしたりします。

「悪玉菌」はウエルシュ菌、ブドウ球菌、大腸菌などで、動物性タンパク質を腐敗させ有害な化学物質を作りだします。これらの有毒物質は少しずつ大腸の粘膜細胞を傷つけ、ひいてはがんなどを引き起こします。

日和見菌は、腸内の善玉菌、悪玉菌の優勢な方に同調して作用します。

体全体の免疫力が低下すると「悪玉菌」が増えます。「悪玉菌」が増加すると免疫力が低下して病気にかかりやすくなるのです。

腸内の「善玉菌」を増やし腸をきれいにすることは、心と体の健康維持にとって非常に大切です。その有効な方法のひとつが伝統的な日本の発酵食品を日常的に食べることなのです。

発酵食品は腸を活性化させる

腸をきれいにして健康を維持するには、まず食習慣や生活習慣をきちんとしたものにすることです。

寝不足や運動不足など不規則な生活はしらずしらずのうちに腸を傷つけています。肉類や脂肪、乳製品の摂取を控え、食物繊維を多く含む食品（たとえば玄米、大豆、ごぼう、ヒジキなど）を日ごろから摂取することも大切です。すでにふれましたように和食中心の食事が理想的です。

それには和食のベースである発酵食品を日ごろの食事に積極的に取り入れることです。発酵食品には乳酸菌など「善玉菌」が豊富にふくまれているからです。

発酵食品にふくまれている糀菌や乳酸菌などが腸に到達して「善玉菌」を増やしま

す。これらの菌は生きて腸に届かないことも多いのですが、腸を活性化してくれることに変わりありません。

毎日、お味噌汁を食べるという日本人の食習慣は、健康には欠かせないものだったのです。ぜひ復活させたいものです。

日本のおもな糀発酵食品――味噌・醤油

糀で作られる代表が味噌と醤油です。

味噌には原料によって「米味噌」「麦味噌」「豆味噌」があります。「米味噌」が一般的ですが、「麦味噌」は主に九州・四国・中国地方で、「豆味噌」は中京地方で好まれています。「八丁味噌」は「豆味噌」の代表的なものです。

「米味噌」は蒸し煮してつぶした大豆に米糀、塩を混ぜあわせ発酵・熟成させたものです。「豆味噌」は蒸した大豆に種糀と塩を混ぜ仕込んだものです。大豆だけで作りますのでタンパク質の含有率が高い味噌です。名古屋名物の味噌煮込みうどん、味噌カツ、赤だしなどに使われています。

味噌は昔から「手前味噌」といわれてきたように、自分の家で製造したものが一番おいしいとされてきました。今でも味噌には造られる土地の名が冠されたものが一般的分類になっています。仙台味噌・津軽味噌・秋田味噌・会津味噌・越後味噌・佐渡味噌・加賀味噌・信州味噌・府中味噌・讃岐味噌・西京味噌などなどその土地の風土や好みがそれぞれに反映された地方色豊かなのが味噌です。典型的な「地産地消」の食品といってよいのではないでしょうか？

味噌の分類で「甘味噌」「甘口味噌」「辛口味噌」という分け方もありますが、これは糀と塩の割合によるものです。甘いものは糀の割合が多く塩分が少ないものです。また味噌の色で「赤味噌」「白味噌」「淡色」と呼ばれますが、これは発酵熟成期間が長いほど色は濃くなります。アミノ酸と糖が反応するメイラード反応によります。

醤油は味噌を造る過程で味噌桶にたまった液体（溜醤油〔たまり〕）がはじまりといわれています。江戸時代に発達し、和歌山の湯浅、兵庫の竜野、千葉の銚子や野田で良質な醤油が造られました。

醤油には最も普及している「濃口醤油」、関西で好まれている「淡口醤油」、とろりとした濃厚な「溜醤油」や刺身に使われる「再仕込み醤油」、白だしに使われる「白醤油」があります。

「濃い口醤油」は蒸し煮した大豆と炒った小麦をほぼ同量使い、醤油糀を作り、食塩水を加えて発酵・熟成させて造ります。その後もろみを圧搾し生揚(きあげ)醤油をとり、火入れして澱(おり)をのぞいて完成です。「淡口醤油」の製造も同じです。ただし色は淡いのですが塩分濃度は淡口のほうが高いのです。

「再仕込み醤油」は食塩水の代わりに生揚醤油を用います。山口県柳井が発祥地といわれています。濃厚なので「甘露醤油」ともいわれている高級醤油です。

「溜醤油」は原料の大豆が九〇％、小麦が一〇％くらいの割合で、味噌玉糀を作り少量の食塩水で仕込みます。もろみは固いため攪拌できないので、もろみに穴をあけて溜まった醤油をもろみにかける作業をくりかえします。愛知・三重・岐阜で主に生産されています。

「白醤油」は原料のほとんどが小麦で大豆は小麦の一割ほどで造った醤油です。愛知県碧南(へきなん)市で誕生した料理屋向けの醤油といえます。家庭でもこの醤油で作った玉子焼きはおいしいのでおすすめです。

日本のおもな糀発酵食品―味醂

味醂は料理に甘みと風味、照りや香りをつける和食に不可欠の発酵調味料です。江戸で味醂が普及したおかげで、蕎麦つゆや鰻の蒲焼きが非常においしくなったといわれています。

味醂は、もち米、米糀、焼酎またはアルコールから作られます。もともとは酒のひとつとして飲まれていました。江戸時代には「柳蔭（やなぎかげ）」とか「本直し」とよばれ夏に冷やして飲まれていました。

酒のなごりは正月にいただくお屠蘇（とそ）にもみられます。

蒸したもち米に米糀を合わせ、焼酎またはアルコールを加えて仕込みます。使われる糀菌は酵素の作用が強い菌が用いられます。四〇～六〇日で糖化・熟成がすむと圧搾します。とれた液体は滓（かす）を分離しろ過・火入れなどして再度熟成させると味醂となります。圧搾したときにでる味醂粕は「こぼれ梅」とよばれ漬物や菓子に利用されます。

漬物は酒粕と混ぜて奈良漬や守口漬など粕漬とされています。

お店の棚には「本味醂」と「味醂風調味料」がならんでいます。「本味醂」は前述の製法で造られたもので一四％前後のアルコールが含まれるお酒です。他方、「味醂風調味料」

はブドウ糖や水あめなどの糖類と、うまみ調味料、香料などから造ったもので、アルコールは一％未満。こちらは発酵食品ではありません。酒税がかからないため値段が安いのも特徴です。

味醂の生産は流山(ながれやま)市など千葉県が全国一を誇っています。流山は江戸時代後期から味醂製造が栄え、とくにそれまでの味醂に比べ色の淡い「白味醂」で市場を席捲しました。「万上」と「天晴」は流山味醂の二大ブランドでした。

味醂では流山のほか愛知県の三河(みかわ)が有名です。

日本のおもな糀発酵食品—酢

糀菌が関わる酢は「米酢」です。

日本酒のエチルアルコールに酢酸菌がはたらいて酸っぱい酢酸を作りだします。ですから酢酸菌が作用するまでの製造工程は日本酒と一緒です。

蒸した米の一部に種糀をうえつけ米糀を作ります。これと残りの蒸米に温かい湯を加えデンプンの糖化をすすめ、これに酵母菌を加えアルコール発酵をおこさせます。

ここに酢酸菌を加え酢酸発酵をさせます。こうして熟成させると「米酢」ができあがります。

「粕酢」という酢は日本酒製造でできた酒粕に残るエチルアルコールを使って作った酢です。愛知県半田(はんだ)市の「ミツカン」が江戸時代末に考案しました。「粕酢」は当時江戸で流行しだした握りずしに用いられました。

鹿児島には有名な「黒酢」があります。壺のなかに糀、蒸米、水、振り糀を順に入れ、日当たりのよい場所に置きます。こうして半年ほど置くと独特の黒酢ができます。

酢は古くから日本人の調味料として利用されてきました。和食に酢の物・膾などが定番メニューです。またさまざまな、酢を使ったソースが発達しました。「青酢」「煎り酒酢」「胡桃酢」「芥子酢」「ごま酢」「三杯酢」「白酢」「酢味噌」「蓼(たで)酢」「玉子酢」などが江戸時代の料理本にはみえています。

酢には健康によい効果がさまざまあるといわれています。疲労回復、食欲増進、腸の活動を活発にするなどがあげられています。

COLUMN

納豆

納豆には、おなじみのネバネバ糸をひく「糸ひき納豆」と粒状の塩辛い「塩辛納豆」の二種類があります。

「糸ひき納豆」は煮た大豆を稲わらのつとにくるみ保温すると、わらに生息していた納豆菌が繁殖して、大豆を発酵させます。現在は培養した納豆菌を添加してあります。

室町時代の「精進魚類物語」に納豆太郎糸重なる武士が登場するところから、すでにその頃には「糸ひき納豆」が存在していたようです。平安時代後期、八幡太郎義家が食料に調達した煮豆からたまたま納豆を発見したという伝説もあります。

納豆は豊富なタンパク質やビタミン類のほか血栓を溶解する働きをするナットウキナーゼという酵素もふくまれている発酵食品です。

「塩辛納豆」は「寺納豆」「浜納豆」「大徳寺納豆」などともよばれています。煮豆に糀菌を繁殖させ大豆糀を作り、これを塩水に三〜四カ月つけて発酵させます。これを広げて乾燥させたものです。お茶漬けで食べると美味です。

第4章

発酵を暮らしに取り入れよう

はなちゃんの味噌汁

映画やテレビドラマで反響を集めた「はなちゃんの味噌汁」は、安武信吾さん、千恵さん、はなちゃんの家族の実話をもとにしたものです。

音楽教師だった千恵さんは二五歳で乳がんを患いました。しかし奇跡的に子どもを授かりました。その子がはなちゃんです。はなちゃんはその後、玄米・味噌汁給食などで有名な福岡県福岡市の「高取保育園」に通います。そこで千恵さんは味噌造りに接しました。その当時の園長・西福江先生がお話しされた「糀菌は、高温多湿の日本だからこそ存在する、神様がくれた宝物。だから、地元の糀菌で作った発酵食品を食べることこそが、最も日本人の体に合っている」という言葉に千恵さんは深く感銘を受けました。以後、彼女の口癖は「食を見直し、生き方を変え、運命を変える」だったそうです。

安武家の食生活はその後に大きく変化し、日本の伝統的和食中心の食生活、玄米に味噌汁、納豆といった食事になりました。しかし千恵さんの病状は進行していきました。死期が近いことを感じた千恵さんは残された時間の中で、はなちゃんになにを教えるべきか考えました。そして自分がいなくなっても一人で立派に生きていける力をつけてほしいと味噌汁の作り方と玄米ごはんの炊き方を教えました。

千恵さんははなちゃんが五歳の時に亡くなりました。千恵さんが亡くなったあと、はなちゃんはパパに味噌汁を作ってあげています。鰹節を削り器でちゃんと削ってだしをとります。こうして千恵さんは味噌汁作りを通じて、はなちゃんに「生きる力」を確実に伝えたのです。

私はここに「食育」の形をみました。「食育」とは「食べること」を通じて、子どもたちが力強く、優しい心をもって生きていく力を総合的に育むことではないでしょうか。

オオタヴィン監督による高取保育園の日常を映したドキュメンタリー映画「いただきます」を初めてみたのは、習志野台（ならしのだい）保育園。株式会社クリックネットの丸山剛（まるやまごう）社長にお誘いいただき、幼稚園児が座る小さな椅子に座り、ふたりとも泣きながらみていました。上映後は、大きな感動に包まれ、さらには無性にお味噌汁や納豆ごはんが食べたくなったことを今でも思い出します。

丸山氏の提案で、この感動を多くの方に伝えようと、毎月一回、上映会をすることになりました。上映場所は丸山氏がＣＳＲの一環で運営する東日本橋SHOKUTAKU。皆さんが映画をみている間に映画に登場したお料理（玄米ごはん、味噌汁、ヒジキ、切り干し大根、納豆、季節野菜のおかず）を本物の調味料で作り、輪島キリモトの漆器に盛りつけます。日本の蔵で作った調味料や伝統工芸品である漆器を使うことで本物を体感してほしいからです。

おかげさまで、「いただきます上映&食事会」は、毎月満員御礼！ 夏休みにはお子さん同伴であったり、東京都北区の明日香（あすか）幼稚園では園の研修会として参加いただいたりと、老若男女問わず多くの方に見ていただいています。

他にも東日本橋SHOKUTAKUで様々な食の講座に関わるとともに、学生団体・SUKIMACHIの卒業味噌作り、大人食堂、おいしいを考える哲学講座など、多数の食を通じた対話ある学びにも参加させていただいています。

食は人と人とを結ぶ力があります。なによりも手作りの食事には愛があります。食材を作る人、器を作る人、料理を作る人、それぞれの思いも一緒に体に入れていくのだと思います。だからこそなにを選んで食べるかにより生き方が変わるのではないでしょうか。

「食べること」は「生きること」

「食べること」はただ生命維持に必要な栄養分を体に取りこむことだけの営みではありません。もちろんそれは絶対に欠かせない最も重要なことです。健康によくないものを取りつづければ、体は悲鳴をあげ、ついには病気になり死に至ります。なにをどのくらい食べたらよいのか、体によいのはどんな食品なのか、どんな調理をしたらよいのか、たえず関心をはらうべきです。食品に関する無知こそ命取りになります。

ただ栄養だけとることが「食べること」ならば、必要な栄養分をカプセルにつめこんで口にすればすむかもしれません。でもそんな食事を誰も食事とは呼ばないでしょう。病院の病人食がおいしくないとよく聞きます。栄養バランスに優れているというだけでは、心まで満たすことはできません。

「食べること」をあらためて考えてみるとさまざまな行動でなりたっていることが分かります。まず献立を考えます。家族がその日食べたいものは何か、栄養のバランスはどうだろうか、今旬のものはどうだろうか、などなど大変頭を使います。明治時代から新聞に献立が掲載されてきたのもそれなりの理由があったのでしょう。昔から主婦は献立で悩んできたのです。

さて献立が決まったら買い物、そして調理、配膳、食事にあとかたづけ、といった一連の行動が「食べること」です。さらに食事をしながら学校での出来事、会社のこと、つぎの休みの日になにをしようかとか、今日のごはんはおいしいけれどどうやって作ったか、などの会話はたわいもないけれど大事なコミュニケーションの場であり、心がいやされる時間です。

このように「食べること」はただおいしいものを口にして、栄養をとるだけでなく、一連の複雑な行動がからみあって、人間に「生きる力」をあたえ心を育てているのです。さまざまなことを考え、感じ、行動する総体が「食べること」なのです。いいかえれば生きることはすなわち「食べること」に等しいといえます。

身土不二（しんどふじ）

スーパーにいけばさまざまな食材や食品が並んでいます。値段が安いもの、特売のものについつい目がいきがちです。でも、ここでもう一度どんな食材を選ぶべきか考えてほしいのです。最も注意してほしいのが安全であるかという点です。

今の野菜栽培には農薬が多く使用されています。ただちに害をおよぼすわけではありませんが、できれば避けたいものです。輸入された野菜や果物にもその危険性があります。加工食品ではさまざまな添加物がはいっています。

農薬も食品添加物も、もともと自然のなかに存在していなかった「異物」です。こうしたものを取り続けると体にダメージをあたえるのではないでしょうか。

食材を選ぶときいつも安全だろうかをひとつの尺度にしてほしいと思います。

食養生（しょくようじょう）に「身土不二」という言葉があります。

これは「人間の身体はその土地でとれた伝統的なものや旬の時期にとれたものを食べて暮らすとき、最も健康でいられるようにできている」という教えです。身体と大地は同じもので、切り離せないといいかえてもよいでしょう。「地産地消」と同じ考え方です。

日本人はこの国の大地で育ったものや海、川から獲れたものを食べていれば健康に生きられるという考えです。自分が育ったり暮らしている土地で作られているものを食べよう、遠くのものより身近なものを選ぼうという教えです。

料理の根本は愛情

材料がそろうといよいよ料理です。段取りを考えて、したごしらえをしたり、包丁仕事をしたり、煮炊きをしたりといろいろな仕事をします。

最近は料理をする機会がずいぶん減ってしまったようです。共働きで帰宅が遅くなるためなかなかこれといった料理に時間がさけないのが実情かもしれません。できあいのおかずを買ってきてすますことも多くなっています。

でも、やはり自分でどんなかたちであれ料理をすることは重要なことだ思います。「料理をしない」「料理ができない」ことは生きていくうえで不可欠な、生きる力を失ってしまうことにつながります。人間は料理をすることで生きてきたのです。

忙しければ手抜きでもいいでしょう。加工食品でもレトルトでもかまいません。でも、ちょっとだけご自分で手をかけてほしいのです。

とくに小さなお子様がいらっしゃるなら、料理をする姿をできるだけみせてください。それがなによりの「食育」ではないでしょうか。台所でお母さんが自分のために料理を作ってくれているということがなにより、子どもたちが愛されていることを実感させてくれるのです。さらにいえば、子どもといっしょに料理を作ることも大事なことだ思います。とくに小さい時から包丁になれさせることは重要です。

自分で料理を作ることで、食べられなかったものが食べられるという例を何度もみています。そして、おいしかったら今度はパパにも食べさせたいと言います。

作って食べることで自信につながり、また、感謝の心を育てさらには好きなものを分かち合うことで喜びを学ぶことができるのです。

一物全体（いちぶつぜんたい）

もうひとつ私が大事にしていることは、食材をできるだけ全部使うということです。野菜もお魚も実は捨てるところが何一つないといっても過言ではありません。有毒物質を含んだ部位はもちろん食べられませんが、それを除けばたいがい食べられます。まるごと全部を調理して食べることは、ものを大切にするということのほか、栄養の観点からも重要なことといえます。

このことを食養生では「一物全体」とよんでいます。そのもの全体を食べることで、すべての栄養を摂取できるという考え方です。

実は野菜や果物の皮の部分に多く栄養成分や食物繊維がふくまれているのです。またお米でみると精米をしていない玄米のほうが栄養的に優れています。

根菜や果物の皮には泥がついていたり農薬が残っているから危険ではと思われますが、それはよく水とタワシで洗えば除去できます。根菜類など皮をむかないで調理すると実に料理が簡単になります。忙しいママにはもってこいなのです。

江戸時代の漬物はみな皮つきでしたが、ここにも知恵があったのですね。

お魚では特に小魚が丸ごと食べられるので健康に良いと思われます。魚の骨から不足がちなカルシウムが摂取できるのです。切り身を食べることが多い今、丸ごと食べられる、ちりめんじゃこや煮干し、干し海老や小魚などをおおいに取り入れてみてはどうでしょうか。

忙しいママにこそ向いている発酵食品

発酵食品が体に大変よいものだと述べてきましたが、実際食生活の中に取り入れるのには少々抵抗があると考えている方も多いかもしれません。

でも糀をはじめ発酵食品はめんどうくさいものではなく、むしろ忙しいママにもってこいの「手抜き食品」なのです。

まずスーパーフードといわれるお味噌汁をみてみましょう。味噌汁は実に簡単に作れ、かつ栄養がふくまれる一品です。お湯にお味噌をとかすだけで最もシンプルな味噌汁ができます。だしをわざわざひかなくても構いません。鰹節をひとつまみ入れるだけで構いません。

沖縄で風邪をひいたときにお母さんが作ってくれる「カチューユー」（鰹湯）は削り節と味噌を器に入れて熱湯をそそぐだけのものです。これに好みで玉子などをおとせば立派な一品です。味噌汁には手元にある野菜、お肉、お魚などなんでも入れることが可能です。味噌汁の具を多くすればするだけ、それだけで十分なごはんのおかずになります。

忙しいママだからこそ味噌汁を活用してほしいのです。

発酵食品のもうひとつの利点は味噌・醤油・糀などがいとも簡単に食材をおいしくかつ消化しやすいものにしてくれることです。

たとえばお肉を味噌や塩糀に一晩漬けておく、またお魚を酒粕に漬けておけば、まことにおいしい一品に変化します。ただ漬けて冷蔵庫に入れておくだけですから手が全くかかりません。これを焼くだけでおいしい一品になります。わざわざ肉や魚にかけるソースで悩む必要はありません。

要するに微生物が忙しいママに代わって調理をしてくれているわけです。

さらに嬉しいことにはこうして発酵調味料に食材を漬けておくと、何日も保存ができきることです。経済的にも無駄のでない賢い方法です。

漆塗りのお椀や焼き物の器を使おう

さて料理ができました。私たちは自然にどんな器にどのような形で盛り付けしたらもっとも美しく、おいしそうにみえるか考えます。和食の見た目がとても美しいのは日本人が昔からもっている自然の中に美を感じる意識が盛り付けに働くからです。日本人である以上この感覚を大切にしてほしいと思います。

お皿や茶椀、お椀など料理を盛り付ける道具には、日本人が昔から用いてきた伝統的な器をできるなら使ってほしいと思います。

これはなにも贅沢な食卓をすすめるのではありません。いま失われつつある伝統的な日本の食器や道具の価値と美しさを、子どものころから知ってもらいたいからです。そうしたものに触れて育った子どもたちは世界に飛び出ても恥ずかしくない誇り高い国際人に育つに違いありません。

いまや日本人以上に外国の方々のほうが、日本の伝統的なものに関心を示すのに対し、われわれ日本人は食生活が洋食にかたよってしまったように関心が薄れてきてしまいました。その結果伝統的なものがこの世から消滅していく恐れさえあります。

私は和食こそ、これからの日本人の食の柱であるべきだと考えていますが、それを支える食器や道具も和食とともに歩んできた漆塗りのお椀やお箸、各地で職人が焼いた焼き物を使ってほしいと思います。それは日本の伝統的なものや美意識を大事にしていくことでもあります。

日本の伝統的食文化を守り伝える

食べ方を変えることは生き方を変えることと、はなちゃんのママは言っていました。「食べること」はそれほど重要なことで、生き方全体に関わることでした。

私たちは食べ方を変えることによって、より健康で充実した人生を歩むことができると考えます。そのひとつの指針が、私たち日本人が何千年にもわたって食べ続けてきた伝統食や発酵食品があります。これらは日本民族を今日まで無事に存続させてくれた原動力であり知恵の集合でした。極論すると日本人がこれを捨てたり失ってしまえば日本人は消滅にいたるのではないでしょうか。

肉類や脂肪類、乳製品といった、本来日本人には無縁だった食材が現在食生活の中心になりつつあります。すでに指摘したとおり日本人には向かないのがこれらの食材です。さらにアメリカではこれらの過剰な摂取ががんや心臓病などの生活習慣病のおおきな原因だとする考えがあります。ただでさえ日本人に向かないお肉や脂肪、乳製品がさらに病気のリスクをもっているとすると口にするのがためらわれます。

まずわたしたちは原点にたちもどり日本の伝統食を食生活に取り入れたらどうでしょうか。ごはんと味噌汁という、質素ですが豊かな組み合わせで構成される和食に日々の食生活を変えてみたらどうでしょうか。もちろんお肉を食べてはいけない、ミルクを飲んではいけないというわけではありません。ただそれが中心になった欧米型の食生活を変えてみるということです。そして和食の中心にあるのが発酵食品です。

発酵食品にふれているといろいろ感じることがあります。

ひとつは時間。微生物がゆったりとした時間の中で大豆から味噌をうみだしていきます。現代社会の時間の流れはとても早く、おいついていくのも苦しいほどです。でも発酵はじっくりとした時間のなかで進行し、なにかをうみだしています。

この発酵のゆったりとした時間を私たちは生き方の参考にしてみたいと思います。

もうひとつ感じることは、微生物と私たち人間の共生ということ。腸内フローラが人間の生命を決定的に維持していることとともに、発酵に関わる目に見えない無数の微生物によって私たちは生かされていることを実感するのです。人間が自然の一部であり、自然から命をいただいていることを感じさせてくれるのです。

日本の糀文化の普及・発展を目的として(社)日本糀文化協会を設立

これまでもお伝えしてきましたが、糀は、食材をおいしくし、栄養や保存性を高め、私たちの健康や美容を導くなど、昔から日本人の暮らしに寄り添いながら、多くの恵みをもたらしてくれました。糀の発酵によりできた、味噌・醤油・酒・味醂・酢は、ユネスコの無形文化に登録され、世界でも注目される「和食」には欠かせないものです。また醸(かも)す暮らしは楽しいだけではなく、健康的で、エコロジーでもあり、時間を効率よく使える暮らしでもあります。このように日本人が誇れる優れた糀文化であるにも関わらず、その存在や使い方を知らないという方も多いようです。

そこでわたしは、糀あるライフスタイルを実践、提案し、共に伝えていく人を育てたいと考え、川浦智子(かわうらともこ)さんと二〇一五年一二月に「一般社団法人日本糀文化協会」を設立しました。協会では、日本の糀文化の普及・発展を目的とした糀マイスター資格取得講座を柏会場・東京会場で開講しています。

昔からある糀文化ですが、学べば学ぶほど忙しい現代こそ必要な生き抜く知恵がつまっていることが分かります。そしてその優れた効能は、日本はもとより世界中に伝承していくべき文化だと確信しています。

私は、日頃から発酵食品を地域に暮らす多くの方々に広める活動をしています。特に千葉県柏周辺で、次のような活動をしています。その一端をご紹介します。

発酵サンドイッチで、街も人も醸し合おう

柏の葉キャンパスにある「公民学の連携街づくりの拠点ＵＤＣＫ」の十周年パーティのメニュープロデュースを依頼されました。テーマは「発酵サンドイッチで、街も人も醸し合おう」とし、「農産物直売所かしわで」の野菜をふんだんに使い、発酵調味料で仕

上げた料理を提供しました。そして、料理テーブルがセンターにあるビュッフェスタイルではなく、人を中心にした空間を作りたいと考えました。そこで、屋台を会場の周りに置きそこに料理を並べ、参加者が自分で好きな具をサンドしながら作って食べることにしました。当日、参加者は自分でサンドしたパンを片手に行き来し、交流を楽しんでいました。その様子をみて、人も出会っただけでは何もうまれないけれど、交流することで、発酵と同じようによりよいものに醸し出されていくのではないかと思いました。

発酵×音楽

音楽での表現教育をしているシンガーソングライターのひなたなほこさんからライブで食べる料理を依頼されることがあります。その際、普段は発酵食材を意識しない方にも知ってもらうきっかけになればと日本の伝統的な発酵調味料を使った料理を取り入れています。発酵ときくと何となく滋味あふれる昔ながらのごはんという感じですが、昨年のファミリークリスマスライブでは、クリスマス発酵プレートとして、サンタクロースずし、醤油糀に漬けたチキングリルなど子供も喜ぶクリスマスメニューに仕上げました。お正月のライブではお醤油味のお雑煮を。お雛祭りには甘酒ミルクプリンに味醂で煮たりんごをのせました。

ライブに来た若い男性も、季節を感じる発酵料理を喜んでくださいます。

料理研究家とライブハウスは縁遠いように思いますが、どんな場所でも依頼があれば、食の大切さや楽しさを伝えたいと思っています。

千葉大学の味噌講座から街に

千葉大学柏の葉キャンパスにある環境健康フィールド科学センターが展開している公開講座「柏の葉カレッジリンク・プログラム」は、現代の社会問題を解決するために、市民と大学が一緒になって考える問題解決型学習プログラムです。私は、野田勝二（のだかつじ）助教の依頼により二〇一五年の講座「味噌について学ぶ」の講師を担当しました。味噌は千葉大学でも生産しており、校内の生産物販売所「緑楽来（みらくる）」で販売していますが、数年前から味噌の販売量が減ってきています。そこで味噌について学び、街に健康な暮らしの提案をしていこうというテーマで講座はスタートしました。

五回の講座を終え、それぞれが学んだことを反映して作った味噌レシピはレシピ集としてまとめられ「緑楽来」で配布されました。また参加者考案の味噌バーニャカウダが、三井ガーデンホテル柏の葉内のイタリアレストラン「コメ・スタ」で期間限定メニューとして販売、さらに味噌をスイーツにという意見から、地元の洋菓子店「樹杏（じゅあん）」とコラボレーションした味噌の焼きドーナツを商品開発するなど、カレッジリンク発の味噌商品が街に発信されました。

古来から日本人の健康を守ってきた味噌ですが、食生活が変わることで味噌汁を飲まない生活になってきてしまいました。しかしせっかく地元で醸造された美味しい味噌が手に入るのならば、今一度、味噌の優れた栄養を体に取り入れてほしい。そう思っていたら、その年の味噌の販売数は予定より早く終了したとうれしい知らせが届きました。

COLUMN

コチュジャン・豆板醤・かんずり

韓国料理に欠かせない調味料のひとつが「コチュジャン」です。このコチュジャンにも糀が使われています。大豆をゆでてつぶして味噌玉（メジュ）を作り軒下につるし糀を作ります。もち米を蒸して臼でつぶして餅にしてこれに糀、発芽大麦を乾燥させ粉にした麦芽粉から作った水あめ、そして粉唐辛子を合わせ、「オンギ」という独特の甕（かめ）に漬け込み発酵・熟成させます。

唐辛子の調味料に中国の豆板醤（とうばんじゃん）があります。これにも糀が使われています。豆板醤はソラマメを主材料に、糀、塩、粉唐辛子から作られる発酵食品です。ソラマメを蒸してからつぶし、糀、塩・粉唐辛子を混ぜあわせ何カ月か発酵させるとできあがります。

我が国にも糀を使った辛い調味料があります。新潟県の妙高（みょうこう）市で作られている「かんずり」です。夏に収穫した唐辛子を塩漬けにし翌年の大寒の日から雪に三、四日さらします。これに糀、柚子、塩とあわせ三年間熟成発酵させるといいます。出荷まえ樽をもう一度雪にさらすことで味を引き締めるそうです。

第5章

発酵食品の作り方とアイデアレシピ

発酵食品を毎日の暮らしに取り込む

先人たちの暮らしの知恵である発酵食品。それは日本の食の遺産であり、健康や心を豊かにするものです。外国では和食への関心・評価がますます高まっています。

グローバルに生きていかざるを得ない子どもたちが自分の国の伝統的文化に無知なのは悲しいことです。英語の勉強も必要ですが、日本の伝統文化を身に着けていくのが、本物の国際人なのではないでしょうか。

発酵食品を暮らしに取り込むことは、なにより子どもたちの健康を促進します。そして家族一緒に健康で元気になることで、明るい家庭が生まれてくることでしょう。

この章では発酵食品の作り方とそれを使った料理レシピをご紹介します。

塩糀の作り方

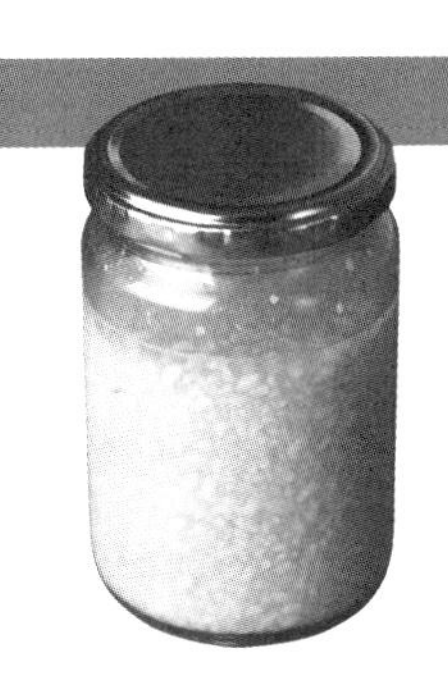

◆材料

米糀（生）‥‥300ｇ
塩 ‥‥‥‥‥‥100ｇ（米糀の1/3量と覚えておくと作りやすい）
水 ‥‥‥‥‥‥360～400cc（ひたひた）

◆作り方

① 糀をほぐし、保存瓶に入れる。

② ①に塩を加え、混ぜ合わせる。糀が塩となじんでしっとりとするくらいまで混ぜる。

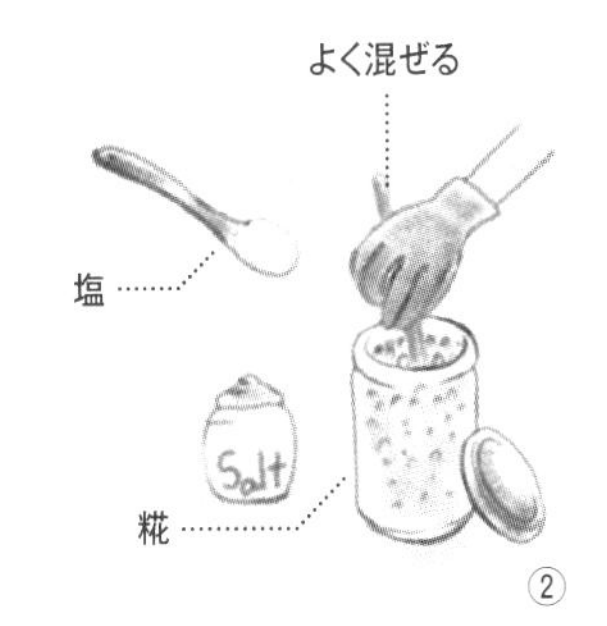

③ ②に水を加えながらさらに混ぜ合わせる。乳白色になり、少しとろみがついてくる。糀が水から出ないくらいのひたひたの水量がよい。

④ 常温の、温度変化の少ないところに置く。1日1回混ぜ合わせる。

⑤ 塩辛さがなくなり、うまみが出てきたら完成。熟成期間は外気温によって異なります。夏は3～5日間、冬は1週間～10日間で完成。完成時には米糀が手でつぶれるくらいの柔らかさになる。
保存は冷蔵庫で1カ月目安。

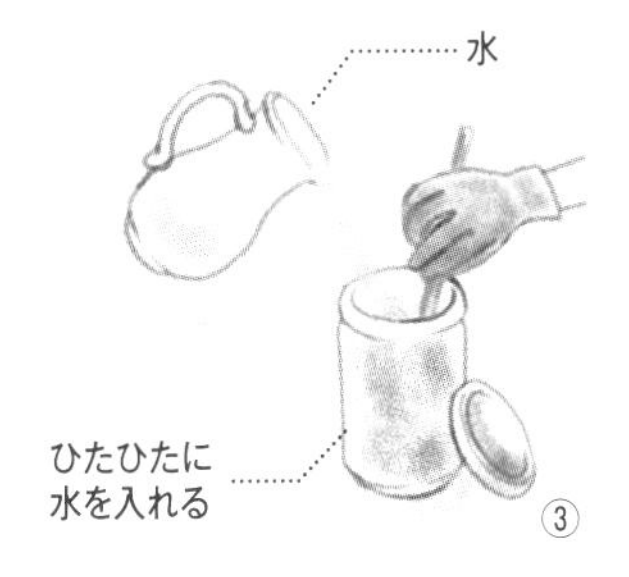

醤油糀の作り方

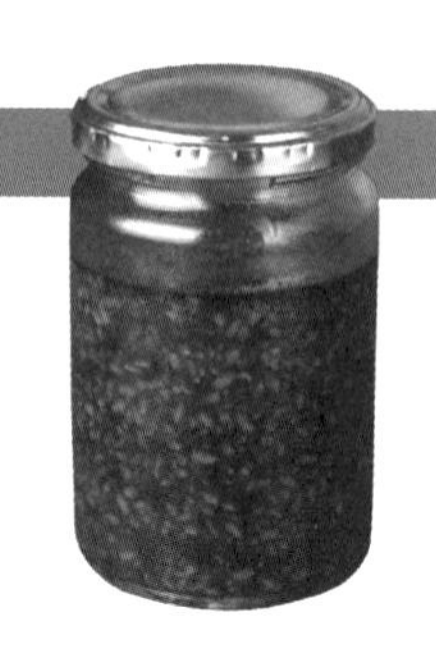

◆材料

米糀……………………………… 100ｇ
醤油……………………………… 100cc

◆作り方

① 糀をほぐし保存瓶に入れて、醤油を入れる。乾燥糀の場合ひたひたにならない時は醤油をたす。

② かき混ぜたら軽くふたをし、常温においておき、毎日1回かき混ぜる。夏は5日、冬は1週間から10日。

③ 糀を手でつぶせるようなら出来上がり。保存は冷蔵庫で1カ月目安。

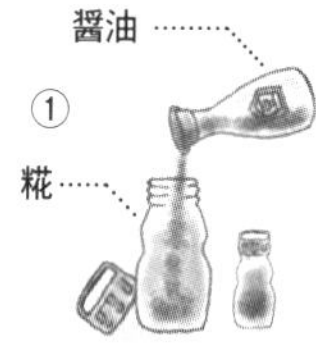

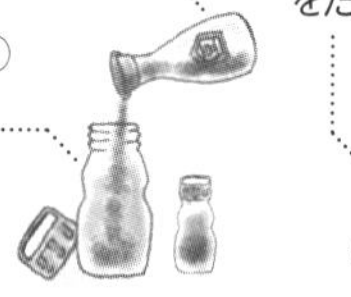

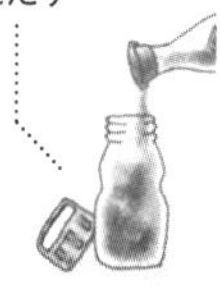

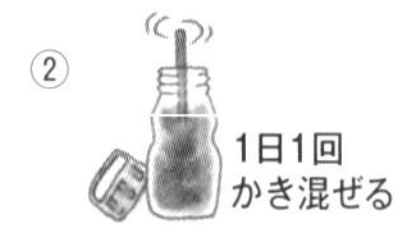

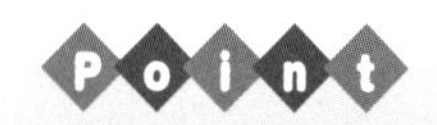

塩糀の10倍以上のグルタミン酸。うまみ･甘味･塩味･香り･栄養バランスが整っている。

醤油糀を使ったレシピ

卵かけご飯に醤油の代わりに醤油糀をかける。	冷奴に醤油糀とネギをかける。	唐揚げの下味としてもみこむ。	マグロの漬け丼ぶりに。

COLUMN

醤油の実、醤（ひしお）

全国各地に「醤油の実」「しょいのみ」といわれる食品が分布しています。「ひしお」とか「もろみ」ともいうようです。古くから作られてきた食品で元禄時代の「鸚鵡（おうむ）籠中記（ろうちゅうき）」という日記や、江戸時代の武士の日記「官府御沙汰略記（かんぷごさたりゃっき）」にみえています。

「醤油の実」には大別して二つのタイプがあります。

ひとつは醤油製造で一番醤油をくみだしたあと残ったもろみを指し、これをすくいだしてご飯のおかずにしたもの。ご飯や麦飯にかけて食べたといいます。醤油製造の副産物といったところです。

もうひとつはなめものとして初めからこれを作ったものです。たとえば長野県伊那谷（いなだに）では小麦・大豆・米と糀を塩水で仕込み三〜四日から食べ始めるといいます。贅沢に作るときは塩水の代わりに醤油を加えたといいます。少しなれたら大根漬けや茄子漬を刻んで漬け込んだりしたそうです。（「聞き書　長野の食事」農山漁村文化協会より）

今流行りの醤油糀の元祖が「醤油の実」といえるでしょう。そういえば居酒屋でお馴染みの「もろきゅう」、これについている「もろみ」も「醤油の実」でした。

甘酒の作り方

甘酒には、酵素そのものを取り入れられる他、酵素の働きによって生み出された栄養が豊富に含まれていて、しかもすでに分解されているため身体への吸収が早く、栄養ドリンク的な即効性があります。甘酒が飲む点滴と言われる所以は、甘酒がアミノ酸、ビタミンB群、ブドウ糖など点滴に含まれる成分を多く含んでいるから。腸内を活性化し体調を整え、美容にも効果があります。

◆材料

米糀 500ｇ
水 ....600cc～700cc（ひたひた）
※乾燥糀と生糀では水分の吸収が違います。

◆作り方

① 炊飯器に米糀500gと水を糀がかぶるまで入れよく混ぜる。

② 保温を押し、ふきんで覆い、炊飯器のふたを閉めず6～８時間保温する。

③ 甘みが出ていれば出来上がり。

④ 粗熱を取り、容器に移し、冷蔵庫で1週間保存可。

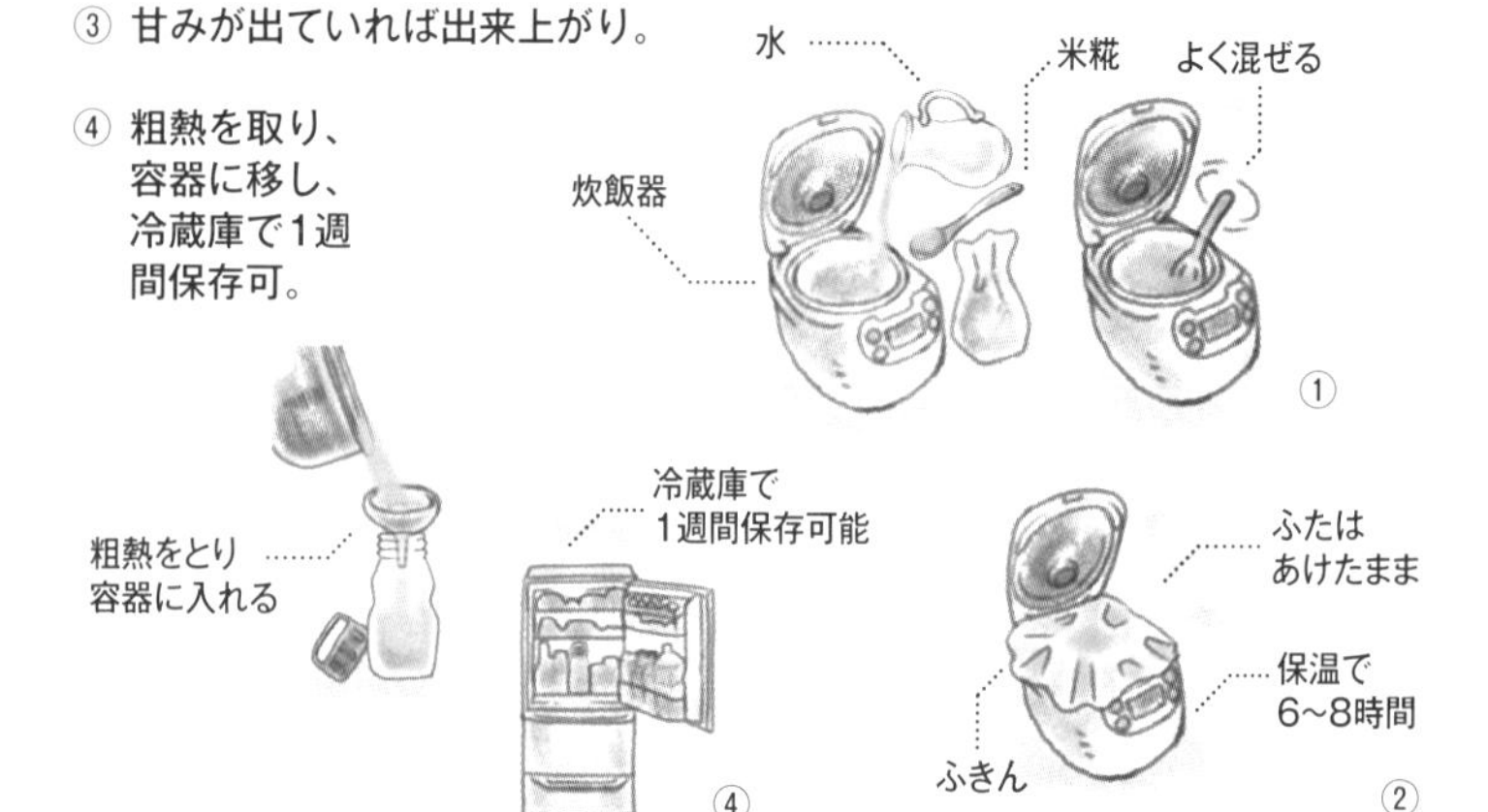

甘酒の作り方

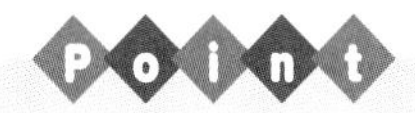

冷凍保存も可。使う糀により、甘みにちがいがあります。

甘酒の飲み方

甘酒は、一回大さじ2～3杯ぐらい。飲むタイミングは、朝がおすすめです。朝目覚めたばかりのときは、脳にブドウ糖が不足しているので、ブドウ糖たっぷりの甘酒は、眠った頭を目覚めさせます。

また、お酒を飲む前に飲めば悪酔い防止。食後に飲むと消化を助けてくれます。

甘酒をアレンジして飲む

そのまま飲んでもおいしい甘酒ですが、アレンジしてもおいしくいただけます。

◆ 甘酒の水割り（甘酒大さじ3+水大さじ2）

◆ 甘酒のミルク割り（甘酒大さじ2+牛乳・豆乳など80cc）

◆ 甘酒にトッピング（抹茶・すりごま・生姜パウダー・シナモン・きなこなど）

◆ フルーツの甘酒かけ（季節の果物を食べやすい大きさに切って甘酒をかける）

◆ 甘酒スムージー（甘酒大さじ2+バナナ1/3本+季節の野菜や果物［ピーマン1/2個・人参2cm・ほうれん草・りんご1/8個・いちご2粒・キウイ1/4個など、お好みで組み合わせてもよい］+牛乳・豆乳100ccをミキサーにかける）

COLUMN

アジアの甘酒

糀の利用が発達した東アジア各地には、甘酒類似の食品が存在しています。中国には「酒醸」という味醂に似た調味料があります。もち米に糀を加え発酵させたもので、米粒が残っています。エビチリの調理に隠し味として使ったり、このシロップに白玉を浮かせたりするそうです。お隣の韓国では「シッケ」という飲み物が甘酒に似ています。原料は蒸したもち米ですが糀ではなく麦芽の酵素によって糖を作る点が異なります。タイには「カーオ・マーク」「カオ・マック」という甘酒があります。タイのデザートとして食べられています。蒸したもち米に餅糀の粉末を加えよく混ぜバナナの葉につつんで発酵させます。飲み物というより食べる甘酒です。ベトナムにも同様の「コムルウ」という食べ物があります。端午の節句に粽(ちまき)とともに食べられるもので、もち米と糀に砂糖を加えて作られます。これも食べる甘酒のようです。インドネシアでは「タパイ」「タパ」という、蒸したもち米に「ラギ」と呼ばれる固形の糀を粉にしてふりかけ発酵させたものがあります。またキャッサバから作る「タペ・シンコン」という甘酒もあるそうです。

味噌の作り方

手前味噌（自分で作った味噌を自慢すること）という言葉どおり、自分で作る味噌は、格別です。半年間ほど発酵させている間に愛着もわいてきますし、何よりも無添加でおいしいです。思っているよりずっと簡単なので、是非自宅でも味噌作りに挑戦してみてください。

◆材料：出来上がり1kg分

乾燥大豆……230ｇ（ゆで大豆460ｇ）
塩……135g
米糀……355g
大豆の煮汁……適宜
焼酎……少々

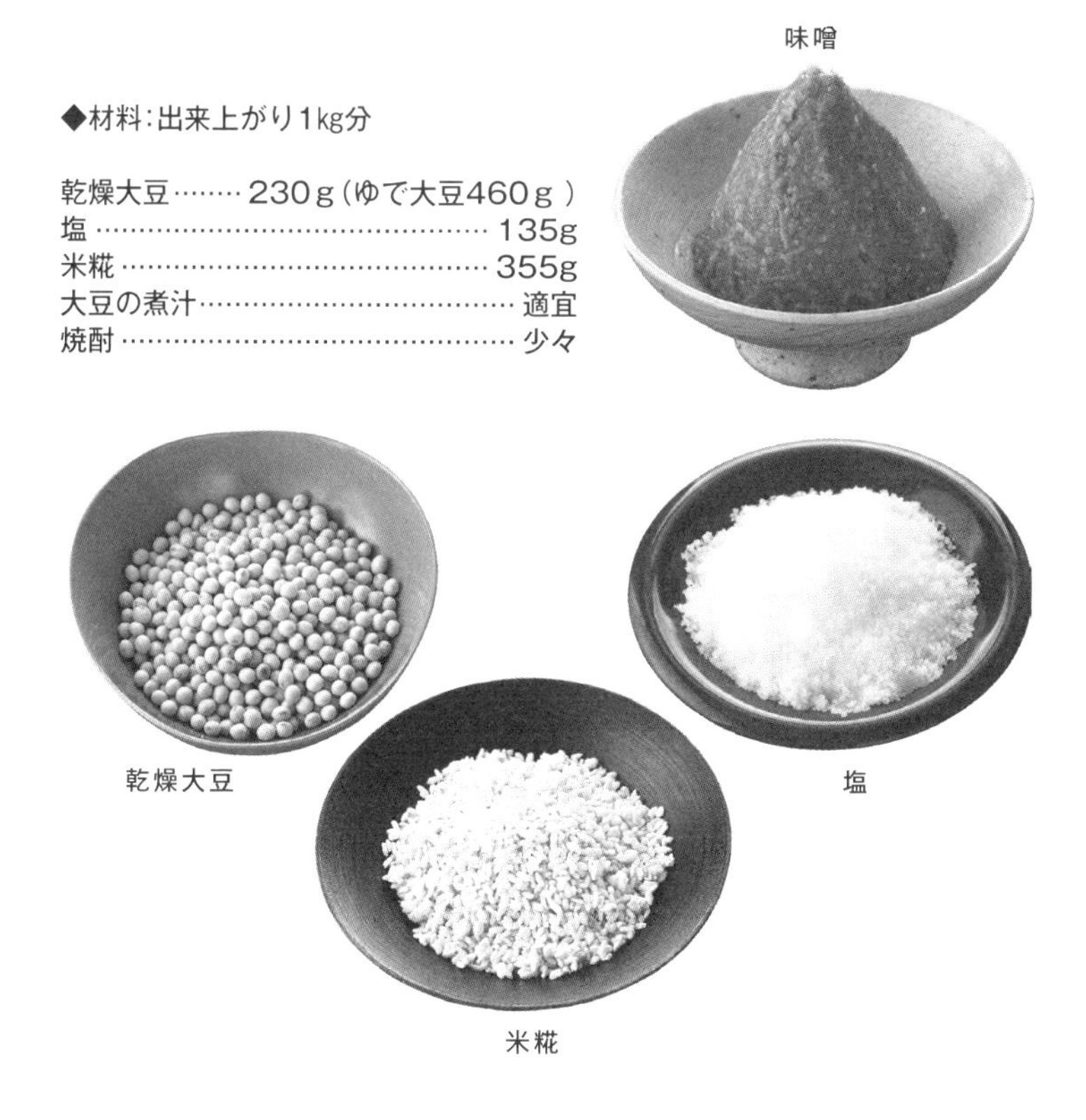

◆作り方

① 大豆を十分な水に一晩浸す（２倍ほどに膨れる）。

② 浸し水ごと３～４時間弱火でじっくり煮る。あくがでるのでこまめにすくう。常に豆が水に浸るようにしておく。水分が少なくなってしまったら水を足す。

③ 指でつまんで簡単につぶれる程度になったら、火を止め、冷ます。冷めたらビニール袋に入れて麺棒などでたたいてつぶす。

④ 米糀に塩をむらなく混ぜる（塩切り糀）。

⑤ ③と④をまんべんなく混ぜ合わせ、耳たぶぐらいの硬さになるようにゆで汁を加えていき、ひとまとめにする。ひび割れないぐらいの硬さがよい。

⑥ おにぎり大のボール状に丸めて、しっかり空気を抜く。

⑦ 焼酎で消毒した保存容器に、⑥の味噌玉を投げ込む。4～5個投げ込んだら空気を抜くように手で押さえ隙間をなくす。これを繰り返してきっちり詰める。

⑧ ⑦の上にぴったりとラップをかぶせ、しっかり空気を抜く。表面に殺菌用の塩をまぶす（分量外）。光が当たらない冷暗所において発酵・熟成させる。

⑨ 天地返し：１～２カ月後に、少し色が変わってきたら味噌を一度容器から出して、上下が逆になるように再び詰めなおし、⑦と同様にラップをかぶせ空気をぬく。

⑩ その後、6～8カ月ぐらい発酵・熟成させ完成。

味噌の作り方

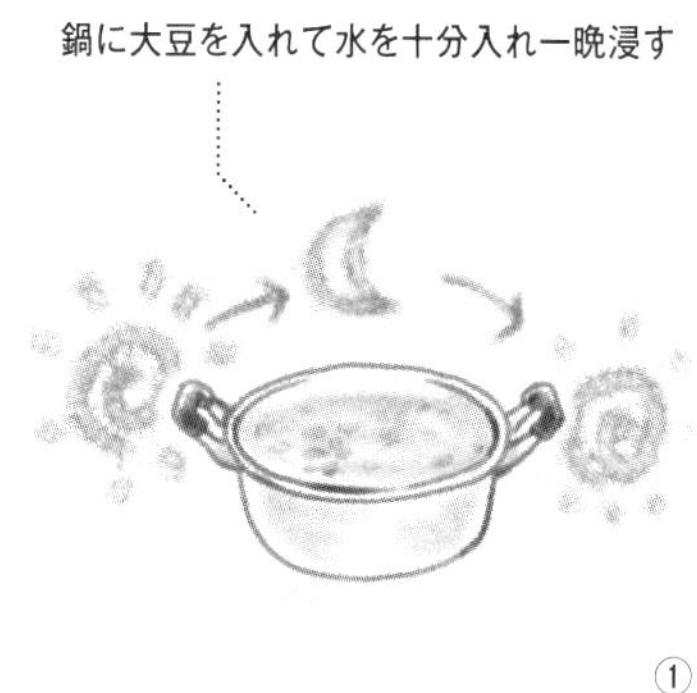
鍋に大豆を入れて水を十分入れ一晩浸す
①

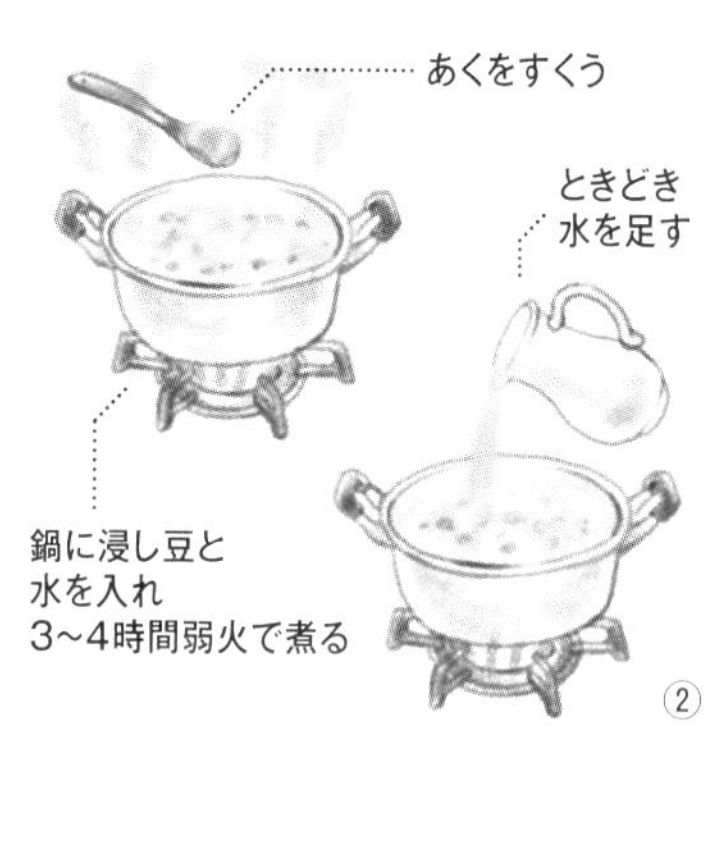
あくをすくう
ときどき
水を足す
鍋に浸し豆と
水を入れ
3~4時間弱火で煮る
②

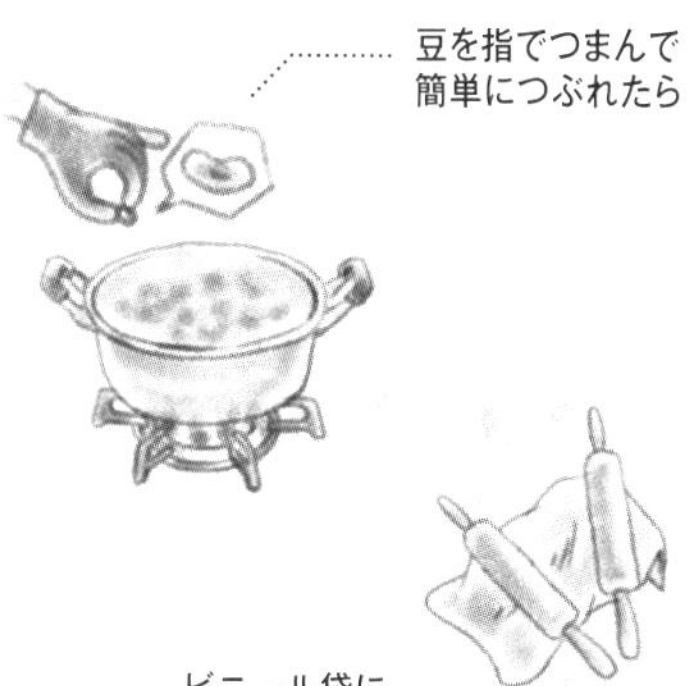
豆を指でつまんで
簡単につぶれたら

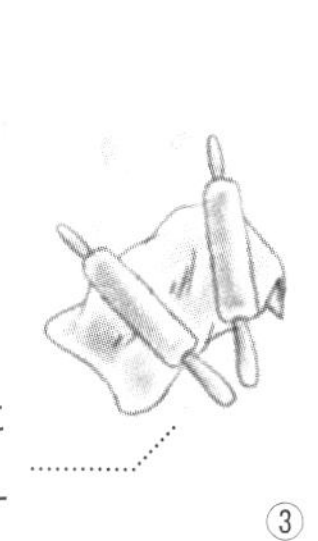
ビニール袋に
豆を入れて
麺棒でつぶす
③

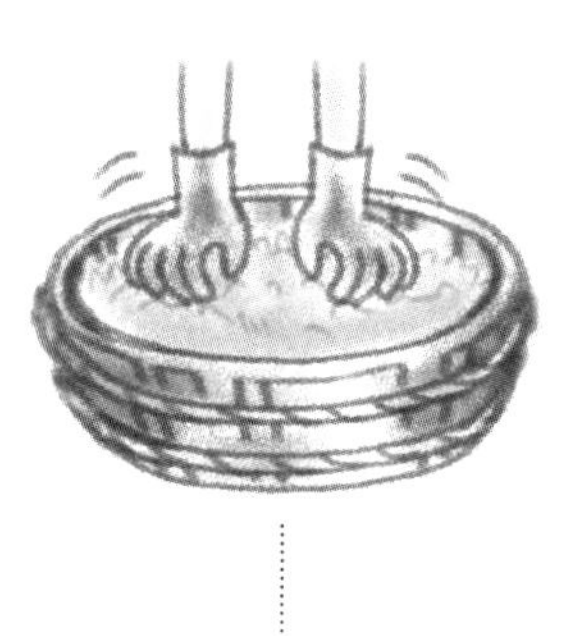
米糀と塩をよく混ぜる
（これを“塩切り糀”といいます）
④

味噌の作り方

つぶした豆
ゆで汁
耳たぶぐらいの
硬さになるように
ゆで汁を加える ⑤
おにぎり大の
ボールに丸める
（これを“味噌玉”といいます） ⑥
味噌玉を投げ込む
焼酎で容器を消毒
表面を手で押さえて
隙間をなくす ⑦
上にラップをかぶせて
しっかり空気を抜く
冷暗所に保存して
発酵熟成させる ⑧

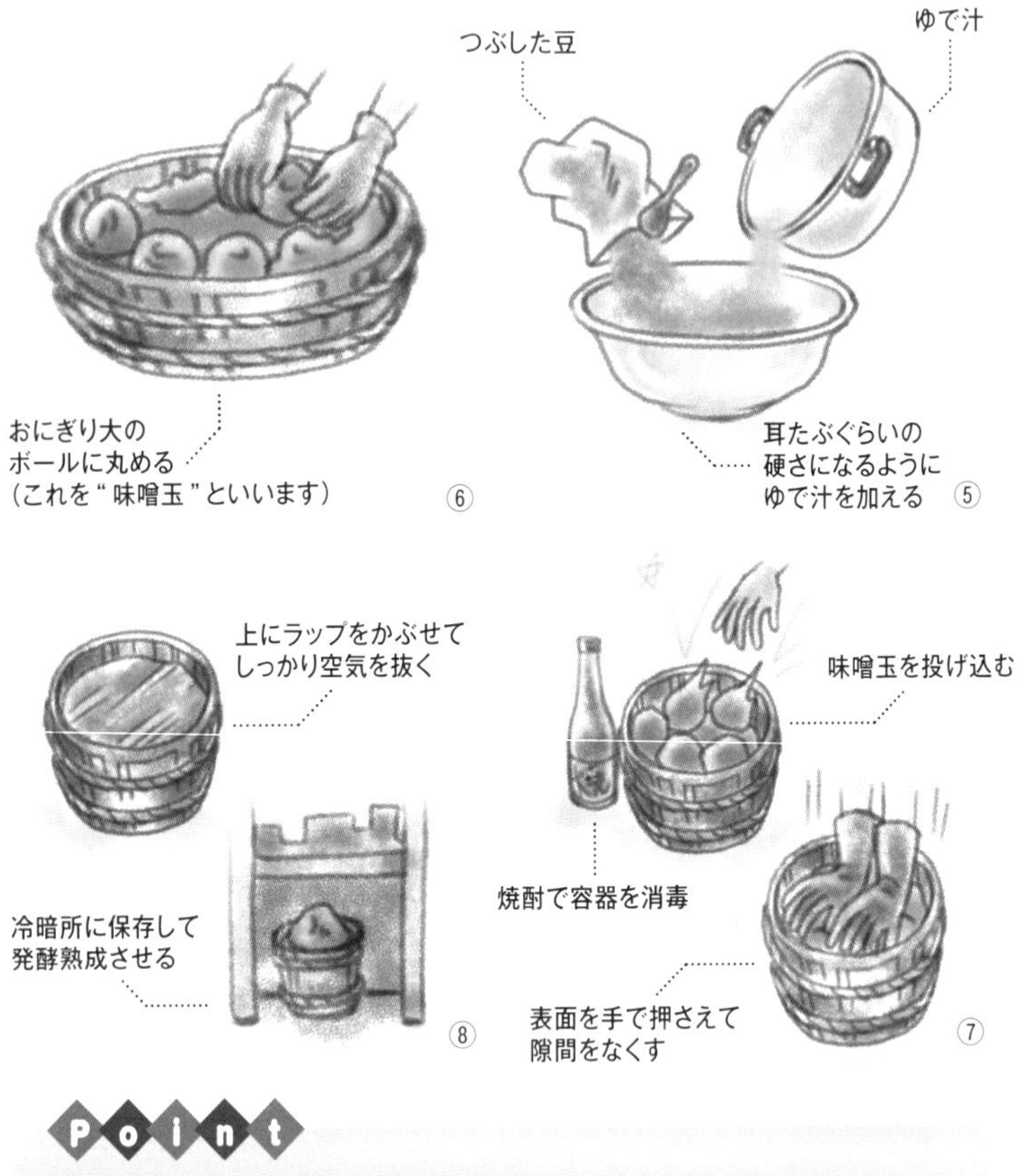

Point

気をつけることは、空気に触れないようにする。カビが生えたら取る。納豆菌を混入しないようにする。出来上がったら、冷蔵庫に入れて保管する。

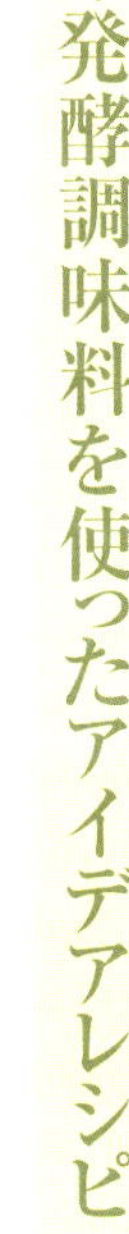

糀や発酵調味料を使ったアイデアレシピ

和食ごはん　豚肉の味噌漬け

◆材料（2人分）

豚肉薄切り（ロースまたは肩）
……6枚（200g～300g）

味噌床
- 味噌……大さじ2
- 味醂……大さじ2

◆作り方

① 味噌床の材料をすべて混ぜあわせる。豚肉に味噌床を塗り付けるようにし、ラップで包む。

② 1～2日ほどおき、フライパンに油をしいて豚肉の味噌床をキッチンペーパーでふきとり焼く。

味噌に漬けておけば焼くだけでOKの働くママのお助けメニュー。漬けることでおいしくなるのはもちろん、食品の保存性がアップし、消化吸収もよくなります。味噌は腸内環境を整える発酵食品です。腸内環境を整えることで免疫力が高まり、便秘解消でデトックスにも役立ちます。

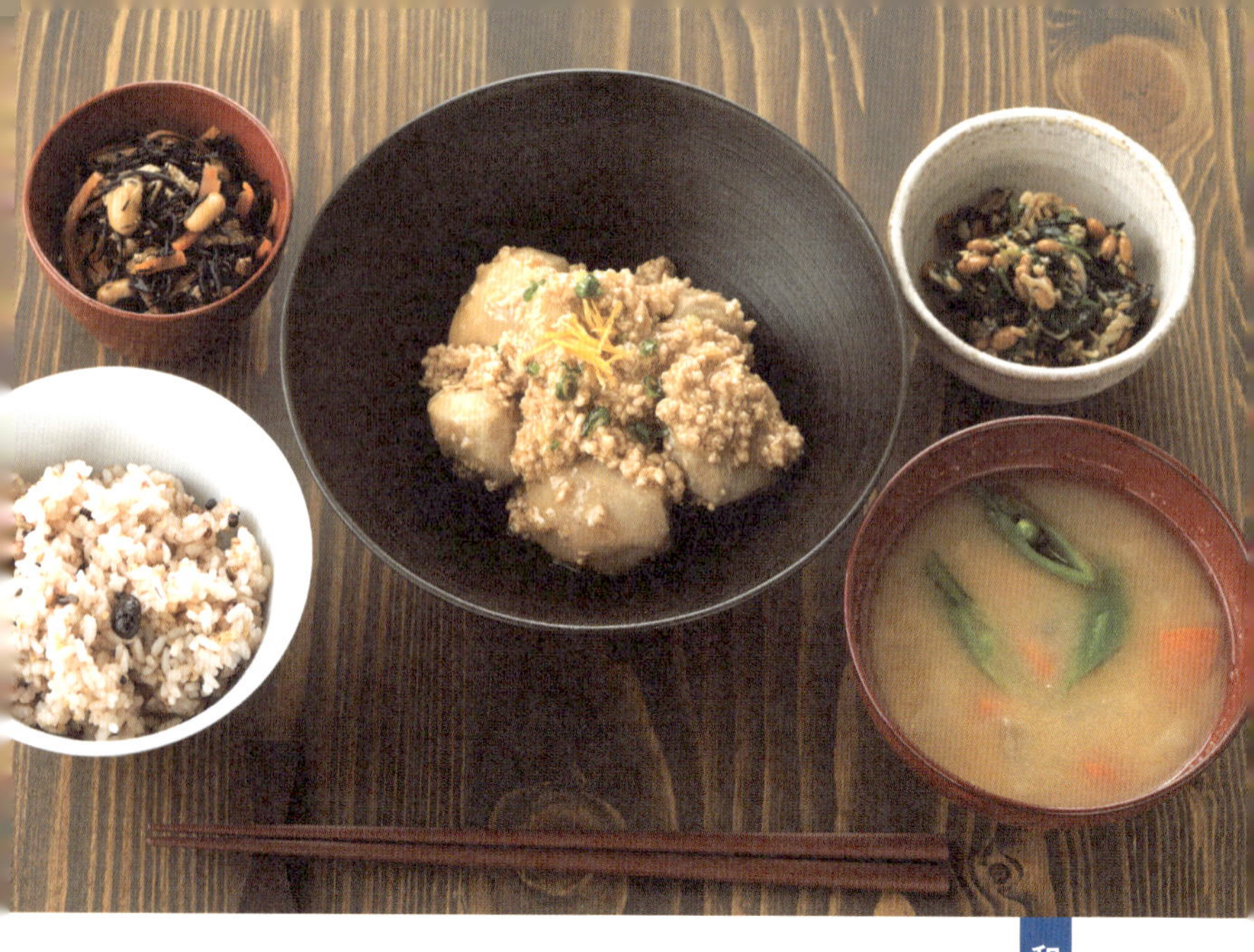

和食ごはん

里芋と鶏ひき肉の煮物

◆材料（2人分）

里芋……………4個
サラダ油………小さじ1
鶏ひき肉…………60g
生姜………………1片
水……………100cc

A
味醂…………大さじ3
酒……………大さじ1
醤油…………大さじ1

水溶き片栗粉
片栗粉………大さじ1
水……………大さじ3

◆作り方

① 里芋は皮をむき、大きいものは半分に切る。生姜はみじん切りにする。
② 里芋を沸騰した湯で3分下ゆでして水でもみ洗いし、ぬめりを落とし水けを切る。
③ 鍋にサラダ油を熱し、鶏ひき肉と生姜を炒める。
④ 水を加えて沸騰したらあくを取り**A**と里芋を加えて弱火で10分煮る。
⑤ ④に水溶き片栗粉を加えとろみをつける。

鶏ひき肉に甘酒を小さじ1ほどまぶしておくとより柔らかく仕上がります。味醂を使うことで味が染みやすく、照りがでていっそうおいしくなります。

ヒジキの煮物

◆材料（2～3人分）

ヒジキ（乾燥）……15g
人参……1/3本
油揚げ……1/2枚
生椎茸……2枚
大豆の水煮缶……40g

A
だし汁……200cc
味醂……大さじ2
酒……大さじ2
砂糖……大さじ1
醤油……大さじ1と1/2

◆作り方

① ヒジキはさっと洗い、水につけてもどす。
② 人参は千切り、油揚げは熱湯をかけて油抜きをして細切り。椎茸は石突の固い部分を取り薄切り。
③ 鍋に①と②を入れ**A**を加えたら、落とし蓋をして火にかけ、煮立ったら弱火にして煮る。
④ 人参が煮えたら大豆と醤油を加え、煮汁がほとんどなくなるまで煮詰める。

ヒジキは古来、縄文時代や弥生時代から食べられたといわれる食材。カルシウムが牛乳の2倍、食物繊維はごぼうの7倍、マグネシウムはアーモンドの2倍、子どもたちにも食べてほしい食材です。

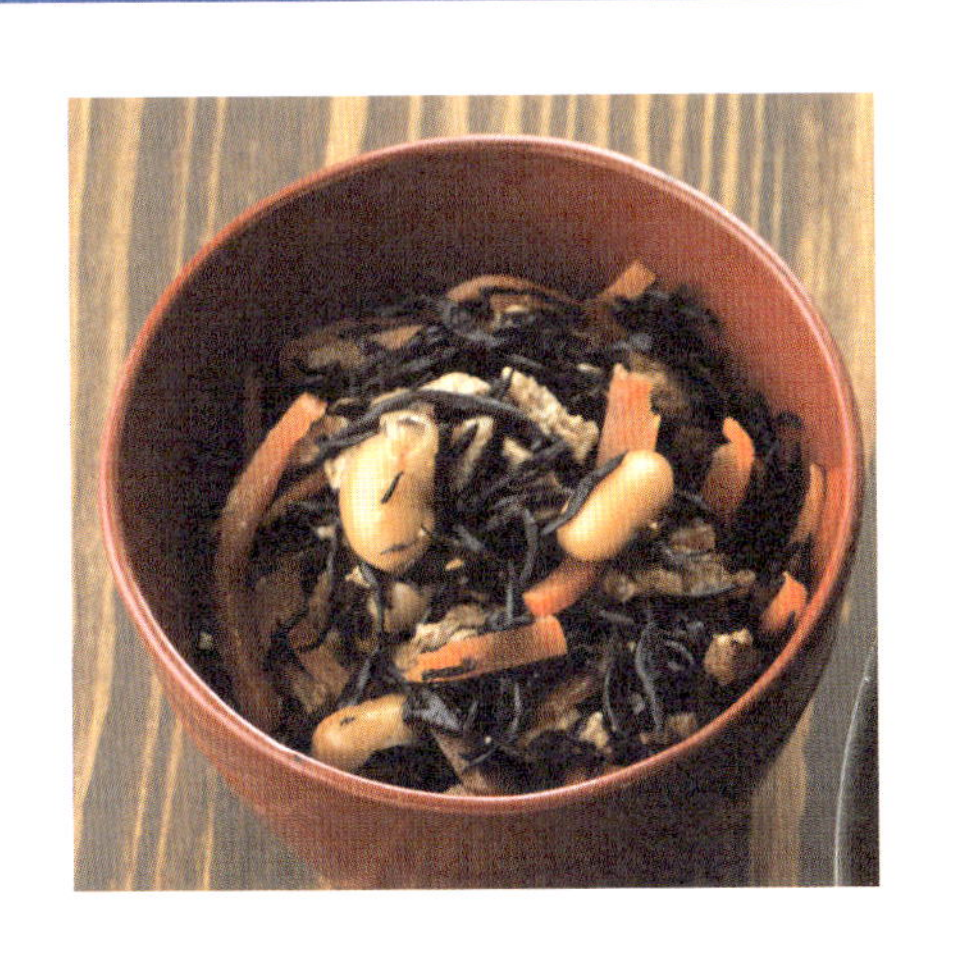

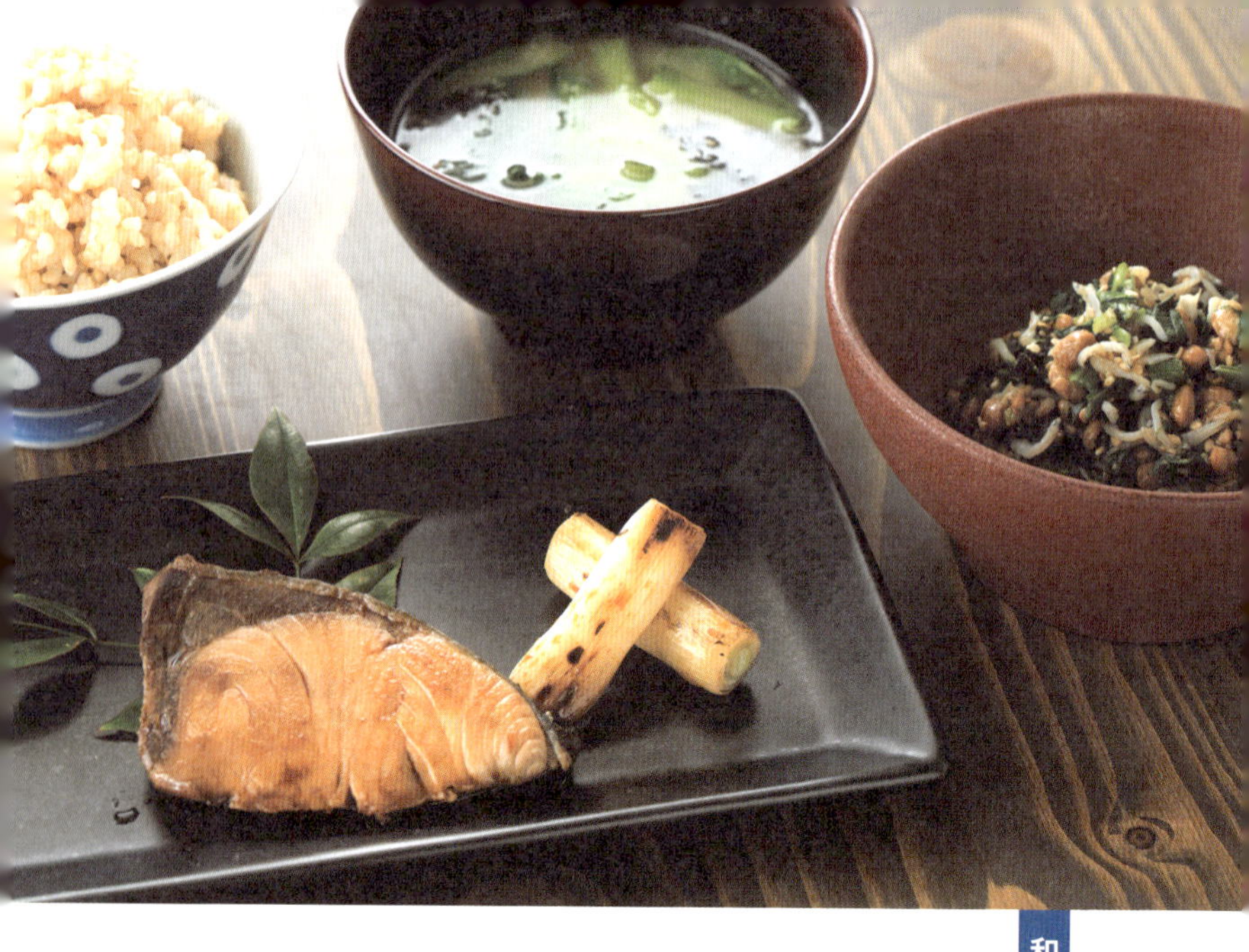

和食ごはん

鰤(ぶり)の照り焼き

◆材料(2人分)

鰤の切り身……2切れ
長ねぎ……½本
タレ
「醤油……大さじ2
「味醂……大さじ2
「酒……大さじ2
水溶き片栗粉
「片栗粉……大さじ½
「水……大さじ2

◆作り方

①長ねぎは4等分する。
②温めたフライパンで①の長ねぎを焼く。
③長ねぎを取り出したら、鰤を入れ、蓋をして両面焼く。
④しっかり焼けたら鰤を取り出す。
⑤鰤から出た油をクッキングペーパーでふき取り、タレを入れて蓋をしないでひと煮立ちする。
⑥煮汁を煮詰めて、水溶き片栗粉を入れてとろみをつける。
⑦皿に鰤をのせタレをかけ、長ねぎを添える。

味醂を使うことで、魚の生臭さを取り、タレに照りをつけます

高取保育園の納豆

◆材料（2〜3人分）

納豆……………1パック
納豆と同量のゆで野菜（キャベツ・オクラ・ほうれん草など季節の野菜）
しらす………大さじ1
刻み海苔……ひとつまみ
ごま…………小さじ1
味噌…………小さじ½
醤油…………少々

◆作り方

①ゆでた野菜は、粗みじんに切っておく。
②納豆を器に入れてよく混ぜたら、他の材料をすべて加えかき混ぜる。

高取保育園の納豆は栄養たっぷり！
納豆嫌いでも食べられたと上映会でも好評。

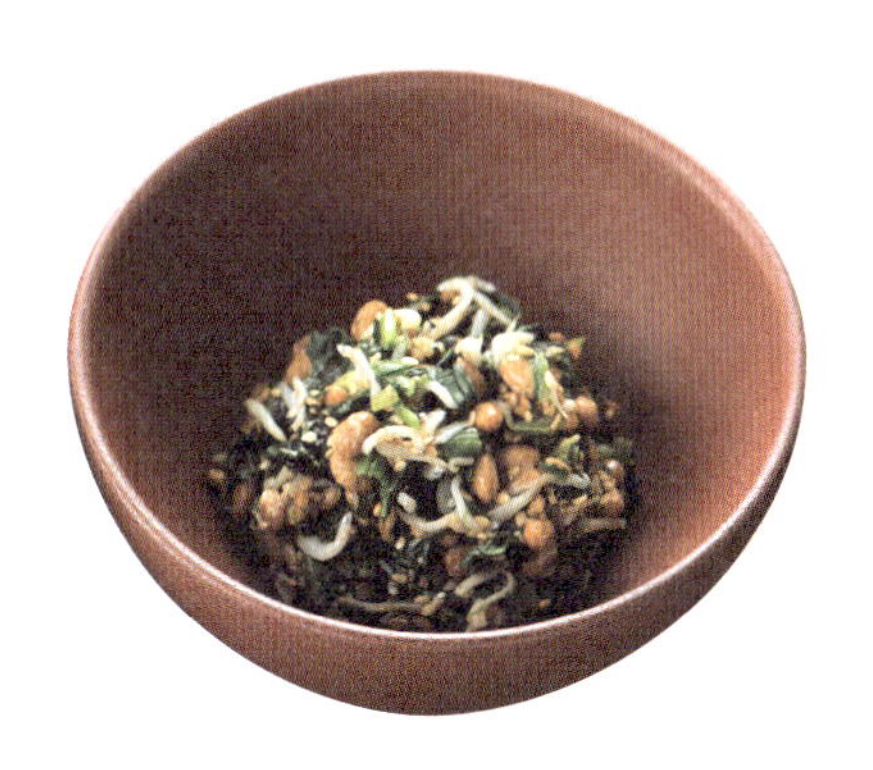

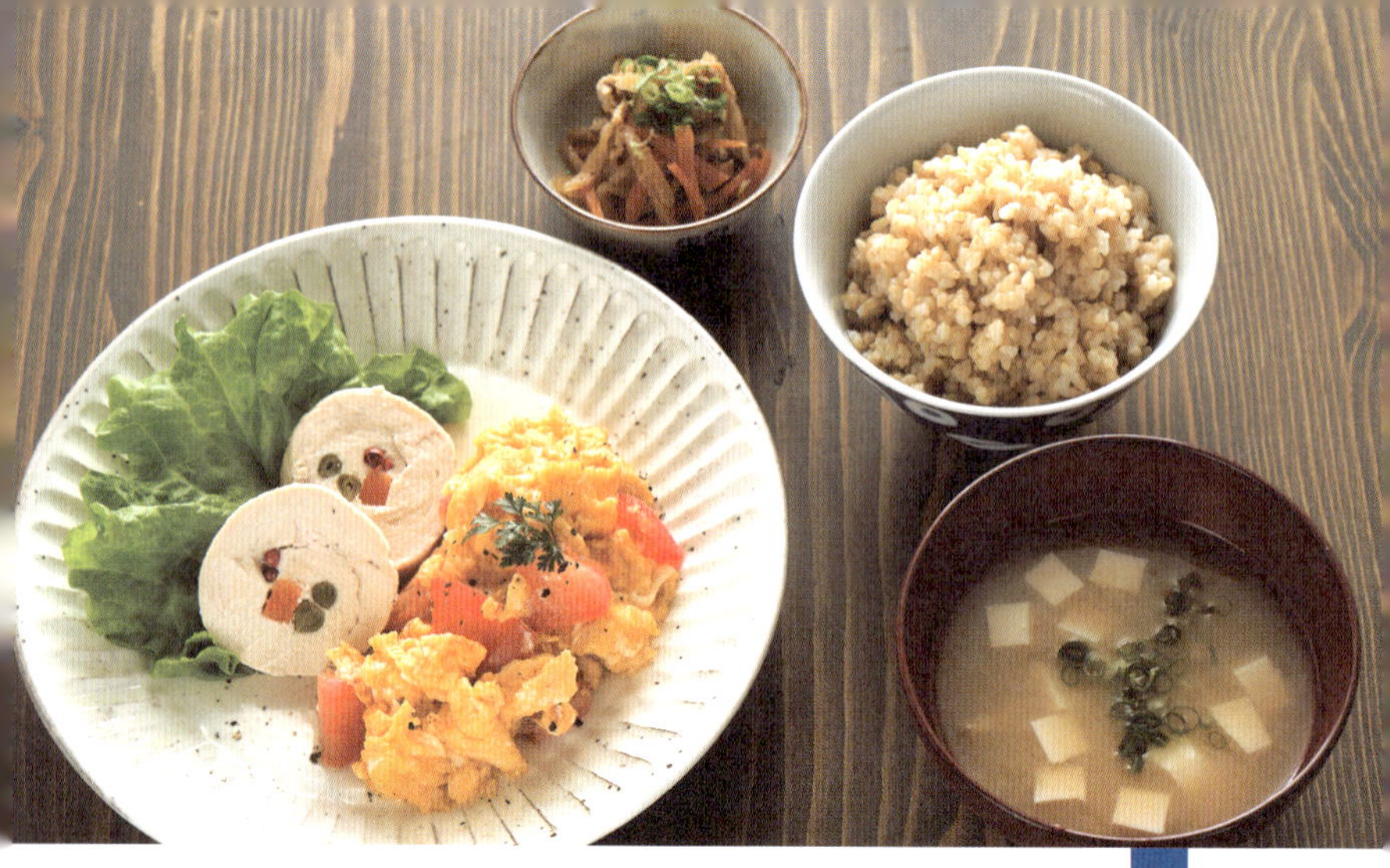

和食ごはん

塩糀の鶏ハム

◆材料（2人分）

鶏むね肉
…1枚（350gくらい）
塩糀……………大さじ1と½
人参………………⅛本
いんげん…………2本
レッドペッパー……適量

塩糀に含まれる酵素プロテアーゼが鶏むね肉のタンパク質をアミノ酸に変化させるため、柔らかくジューシーな仕上りになります。

◆作り方

① 鶏むね肉を観音開き（厚さが均一になるように包丁で開くこと）にして綿棒で叩く。

② ビニール袋に塩糀と①の鶏むね肉を入れ袋の上から手で揉んで、30分〜一晩おく。

③ 鶏むね肉の2倍の大きさのラップの上に②をのせ、広げた鶏むね肉の手前に人参の細切り（1㎝角）と、いんげん、レッドペッパーをのせ、くるくると隙間のできないように巻いていく。

④ ③をラップできっちり巻き、端はキャンディのように絞って、さらに新しいラップで包んでジッパー付き保存袋に入れる。

⑤ 鍋に湯を沸かし、④を入れてふたをし、弱めの中火で30分ほどゆで、火を止める。ふたをしたまま余熱で10分置く。

⑥ 粗熱が取れたら、1㎝ほどに切り分ける。

切り干し大根の煮物

◆材料（2人分）
切り干し大根……20g
油揚げ………½枚
人参………⅓本
万能ねぎ………2本

A
だし汁……200cc
味醂………大さじ2
酒………大さじ2
砂糖………大さじ1
醤油………大さじ1

◆作り方
①切り干し大根はたっぷりの水で戻したら水けを絞り、食べやすい長さに切る。
②人参は千切り。油揚げは熱湯にかけて油抜きをして細切り。
③鍋に①と②を入れ、Aを加えたら、落とし蓋をして火にかけ、煮立ったら弱火にする。
④人参が煮えたら醤油を加え、煮汁がほとんどなくなるまで煮詰める。
⑤器に盛りつけ、小口切りにした万能ねぎをのせる。

不溶性食物繊維が含まれている切干し大根は腸内の善玉菌を増やし、水分を吸収して腸の働きをアップさせます。

ふわふわ卵とトマトの塩糀炒め

◆材料（2人分）
卵………3個
トマト………2個
塩糀………小さじ2
サラダ油……大さじ1
ごま油………小さじ1

◆作り方
①卵を割りほぐし、塩糀小さじ1を混ぜておく。
②トマトは一口大に切る。
③フライパンにサラダ油をひいてアツアツになるまで熱し、①の卵を入れる。
④③の卵はふわっとしているうちに取り出し、トマトをフライパンで炒める。塩糀小さじ1を加える。
⑤卵を戻し、ごま油を加える。夏は小さじ1ほどの酢を加えてもさっぱりといただけます。

先に卵に塩糀を混ぜておくことによって、卵がふわっと仕上がります。

和食ごはん

甘塩鮭の粕漬け

◆材料（4人分）

甘塩鮭の切り身……4尾

A
- 酒粕……300g
- 酒……50cc
- 味醂……50cc

※板状の酒粕は酒でふやかし、柔らかくなったらよく練って味醂を加える。

◆作り方

① ジッパー付保存袋にAを混ぜ、鮭を入れて保存。3日ぐらいおくとしっかり粕の味がする。

② フライパンにクッキングシートをしき、粕を落とした鮭をのせ、両面焼く。

銀鮭・鱈・鰆、鶏肉・豚肉など塩がしていないものは、塩を振りラップでおおい、冷蔵庫に入れて2〜3時間経ってから粕につけるとよいです。

ねぎぬた

◆材料（2人分）

ねぎ……………………1本
味噌……………………大さじ2
酢………………………大さじ1
砂糖……………………大さじ1
好みですりごまや、からし、ゆずなどを混ぜてもよい。

◆作り方

①ねぎを3cm幅に切り、沸騰した湯でゆでて、ざるに上げる。
②調味料を混ぜ合わせたら、水けを切った①を混ぜる。

ぬたは室町時代末期ごろから食べられていました。季節の野菜やタコ、ホタルイカ、貝類などと合わせるとおいしいです。

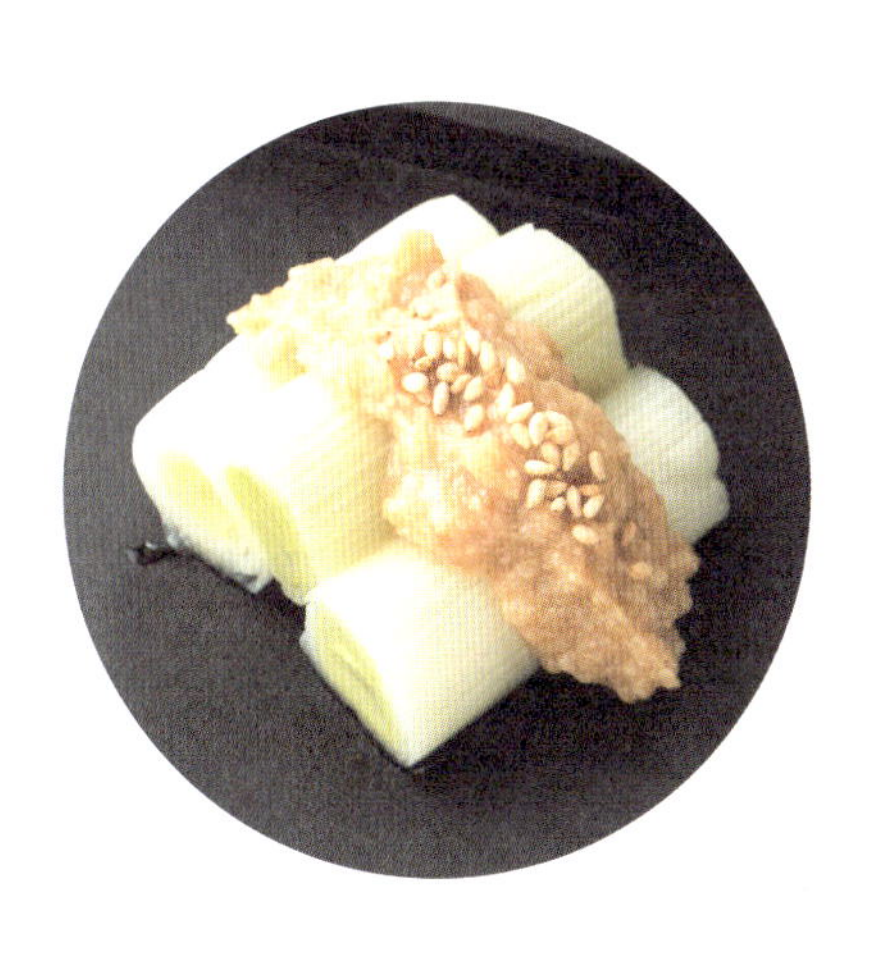

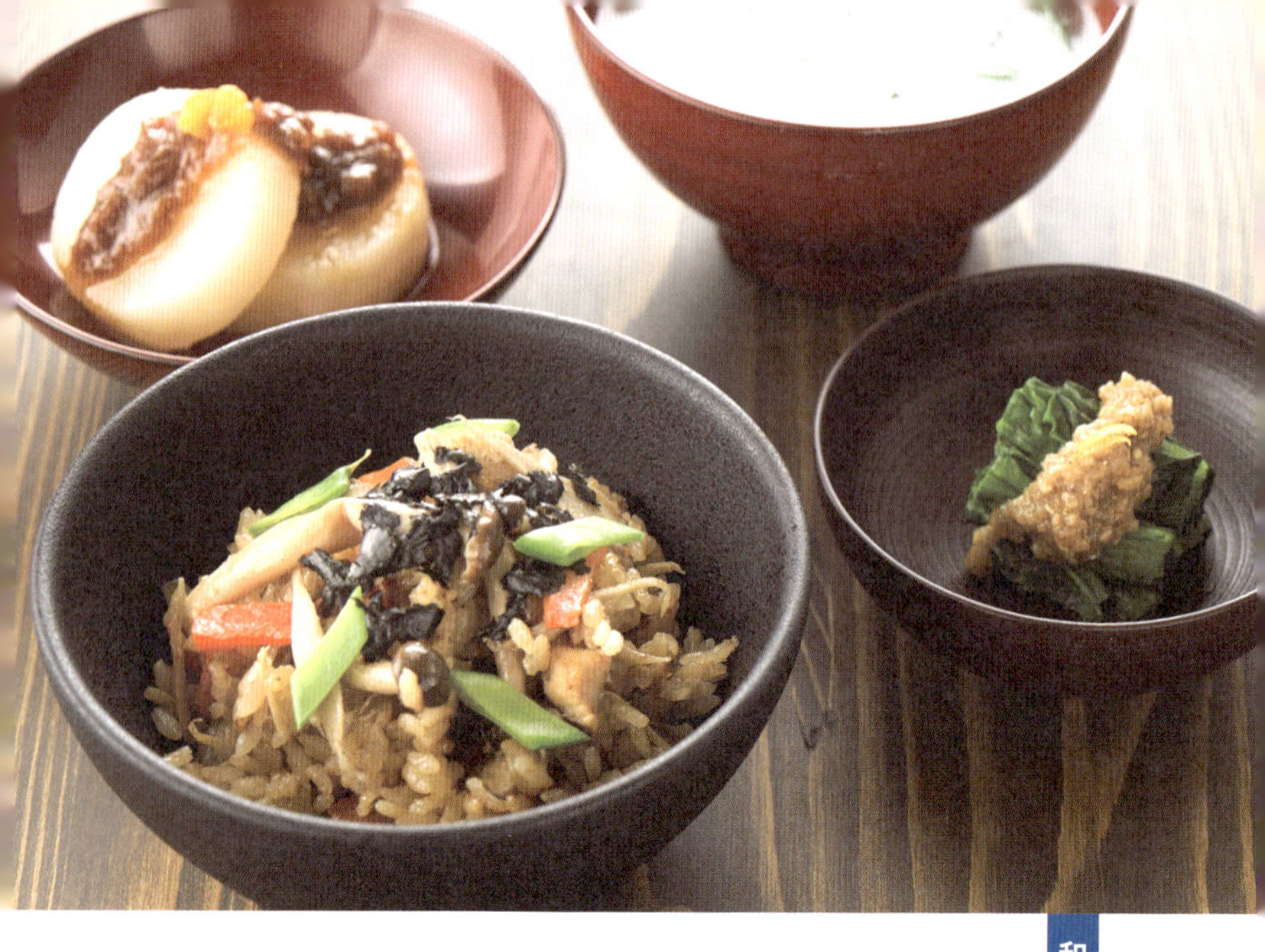

和食ごはん

醤油糀に漬けた鶏ごぼうの炊き込みご飯

◆材料（お米 2合分）

鶏むね肉……½枚（約150g）
ごぼう……½本（約70g）
人参……½本（約70g）
しめじ……½パック（約50g）
醤油糀……大さじ3
ごま油……大さじ1
生姜……一片（約15g）
米……2合
水……300cc
絹さや……3～4枚
もみ海苔……適量

味つけは醤油糀の旨味だけでOKの働くママのお助けメニュー。漬けておけば、酵素プロテアーゼがタンパク質をアミノ酸に変化させるため鶏肉が柔らかに。

◆作り方

①鶏むね肉は1cm角に切る。ごぼうはささがきにする。人参は3cm長さに切り、1cmの短冊切りにする。しめじは小房に分ける。生姜は千切りにする。

②①と醤油糀・ごま油をジッパー付保存袋に入れ、もみ込むようによく混ぜる。一晩ほどおく。

③米はといでザルで水を切る。

④炊飯器に③の米を入れ、水を注ぐ。

⑤②の漬け込んだ具材を乗せ、表面をならして炊く。

⑥炊きあがったら、よく混ぜてから器に盛り、さっとゆでて刻んだ絹さや・もみ海苔を散らす。

風呂吹き大根ゆず味噌

◆材料（2～3人分）

大根……………………1/3本

ゆず味噌

- 味噌……………大さじ3
- 砂糖……………大さじ2
- 味醂……………大さじ1
- 酒………………大さじ1

ゆずのしぼり汁・ゆずの皮……………………適宜

◆作り方

①ゆずは千切りにしておく。

②ゆず味噌の材料を小鍋に入れて弱火にかけよく混ぜながらとろみがつくまで練る。

③そこにゆずのしぼり汁とゆずの皮を加えて混ぜ合わせる。

④輪切りにしてやわらかくゆでた大根に③をかける。

ほうれん草のごまダレ

◆材料（2～3人分）

ほうれん草……………1/4把分（80g）

ごまダレ

A
- ねりごま……小さじ2
- 砂糖…………小さじ1
- 醤油…………小さじ1/2
- 酢……………少々

◆作り方

①ボウルに**A**を入れ混ぜ合わせ、ごまダレを作る。

②ほうれん草をゆでて水気をとり、食べやすい大きさに切る。

③②に①をかける。ゆずなどをのせてもよい。

和食ごはん

茄子とピーマンの味噌炒め

◆材料（2人分）

茄子……2個
ピーマン……2個
長ねぎ……5cm
ごま油……適宜
唐辛子の輪切り……少々
A
味噌……大さじ2
砂糖……大さじ2
酒……大さじ4
醤油……小さじ1

◆作り方

① 茄子とピーマンは乱切り。長ねぎは斜め切り。

② フライパンにごま油を入れて、①を軽く炒め、合わせたAを加えて野菜に火がとおるまで炒める。唐辛子の輪切りを飾る。

味噌を加えて炒めると深いコクがでます。豚肉や厚揚げ、キャベツなどとも相性がよいです。

自家製ポン酢

◆材料（作りやすい分量）

醤油……………150cc
酢……………100cc
（ゆずやレモンの果汁を加えて合計100ccにするとおいしい）
鰹節……………5g
昆布……………5cm

◆作り方

1. すべての材料を瓶に入れて1日～2日置く。
2. ザルでこして出来上がり！
3. 湯豆腐などでお召し上がりください。

甘みが欲しい場合は煮切り味醂30ccをプラスしてもよいです。保存は冷蔵庫で。日持ちは1カ月ぐらい。

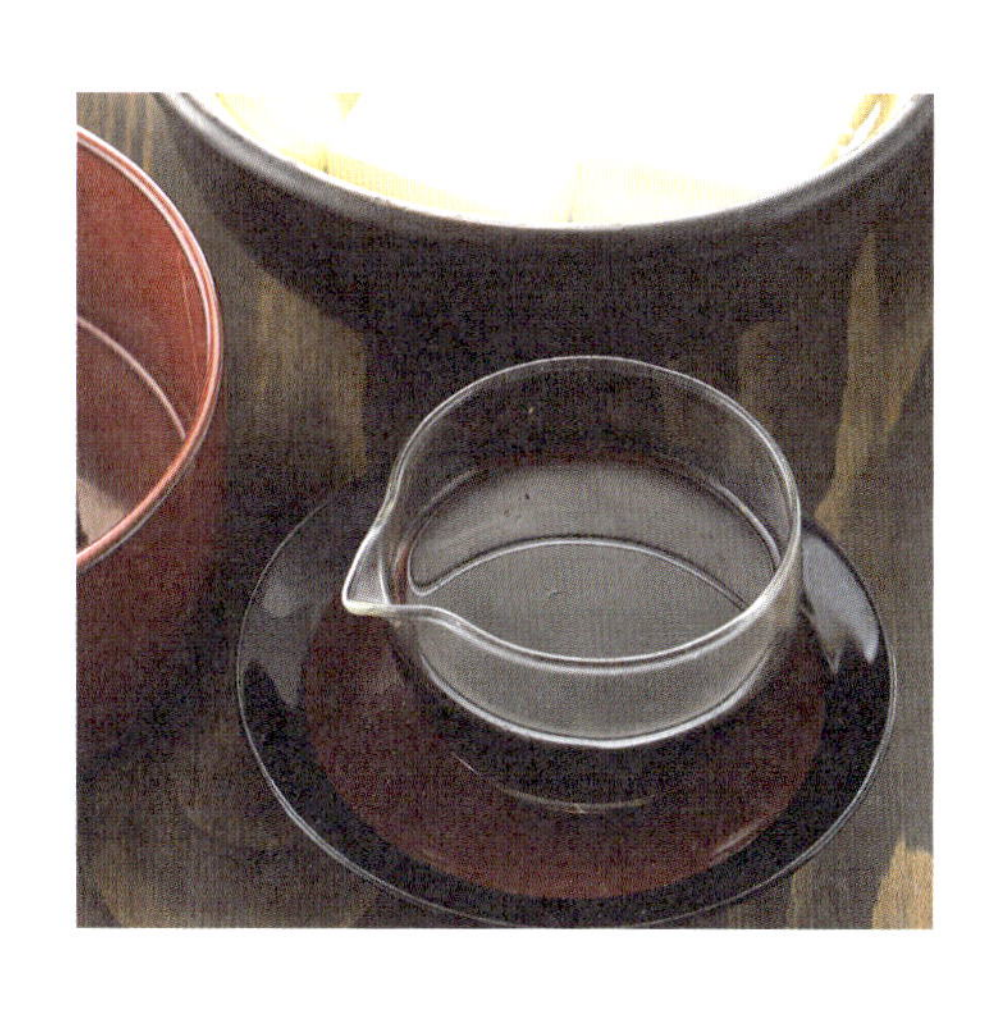

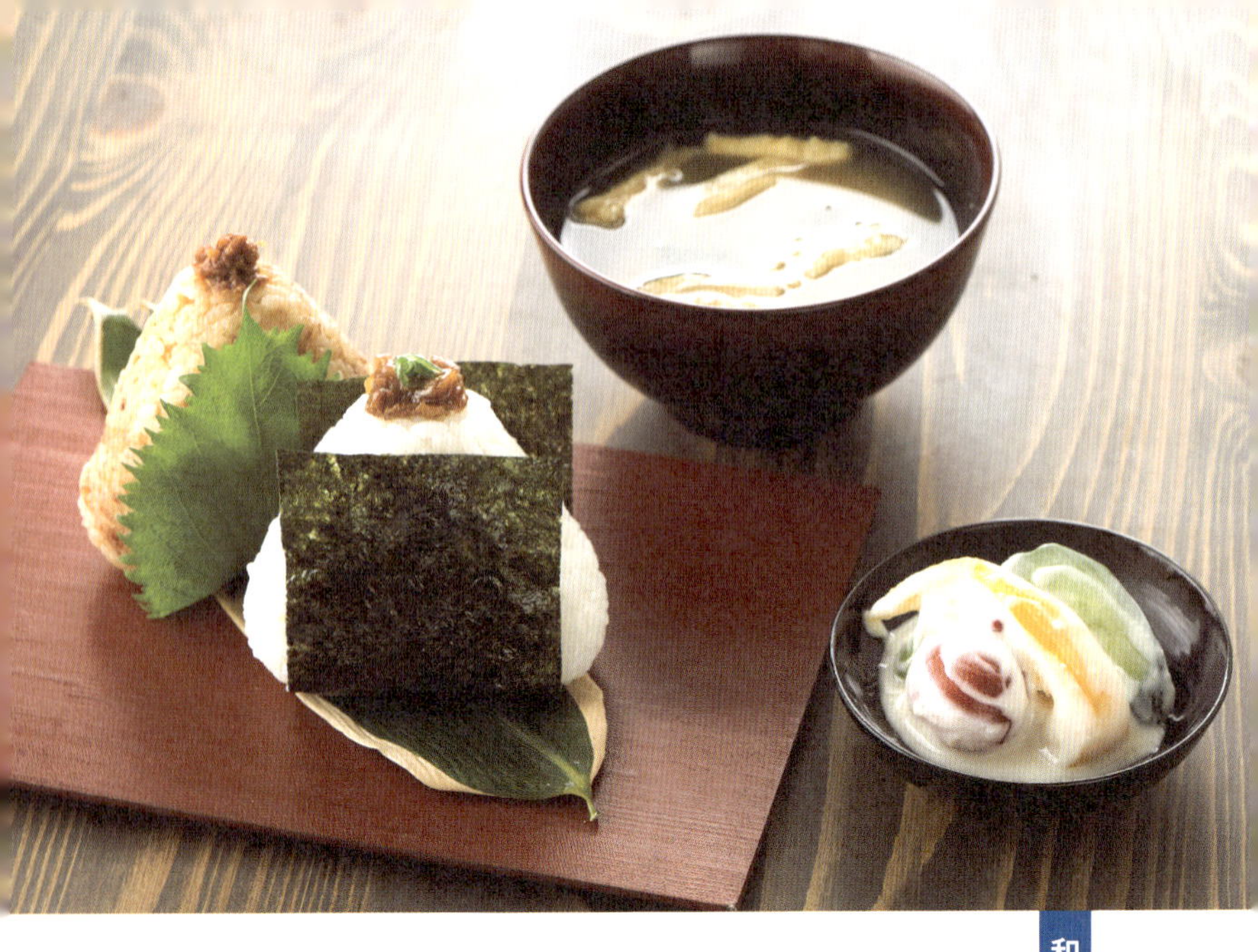

和食ごはん

発酵おにぎり二種

ねぎ味噌おにぎり

◆材料（作りやすい量）

長ねぎ……………1本
ごま油………小さじ1
A
酒・味醂・砂糖・味噌
………各大さじ1
鰹節…………………5g
トッピング
ゆず

※こちらは作りやすい分量です。多めに作って、野菜やお肉にかけてお使いください。

ご飯…………200g
（おにぎり2個分）
海苔……………2枚

◆作り方

① フライパンにごま油を熱し、みじん切りのねぎを炒める。しんなりしたら火を止めAを加える。

② ご飯100gで三角おにぎりを作る。おにぎりの具として①のねぎ味噌を詰め、さらに上にねぎ味噌をトッピングし、海苔を巻く。

発酵おにぎりは、発汗により失われる水分を補い、タンパク質も補給できるので、朝ごはんだけでなくスポーツの後にもおすすめです。

醤油糀おにぎり

◆材料（2個分）

A
- 醤油糀……小さじ3
- 鰹節……5g
- いり白ごま…小さじ1
- シュレッドチーズ（細かいとろけるチーズ）……適量

トッピング
- 青ねぎ、いり白ごま
- ご飯……200g
- 青じそ……2枚

◆作り方

①ご飯にAを入れ、混ぜ合わせる。半量で三角おにぎりを握り、トッピングをし、青じそを巻く。

野菜の味噌ヨーグルト漬

◆材料（2人分）

味噌ヨーグルト漬け床（プレーンヨーグルト400g、味噌大さじ3）

お好みの生で食べられる野菜（プチトマト、キュウリ、キャベツ、パプリカ、アボカド、薄切り大根、薄切り人参など）

◆作り方

①保存容器に漬け床の材料をよく混ぜ合わせる。

②使う野菜の下準備
プチトマトはへたを取る。きゅうりはへたを除いて塩小さじ1で板ずりし、洗って水気をふき取る。キャベツは大きめの一口大に切る。パプリカは細めの櫛切りに。アボカドは1センチ幅に切る。大根や人参は薄切りにするか、ピーラーを使っても良い。

③①の味噌ヨーグルト漬け床に②の野菜を漬けて一晩以上おく。

糠漬け代わりにどうぞ。糠はぬぐいますが、味噌ヨーグルト床はそのまま召し上がってください。乳酸菌たっぷりです。

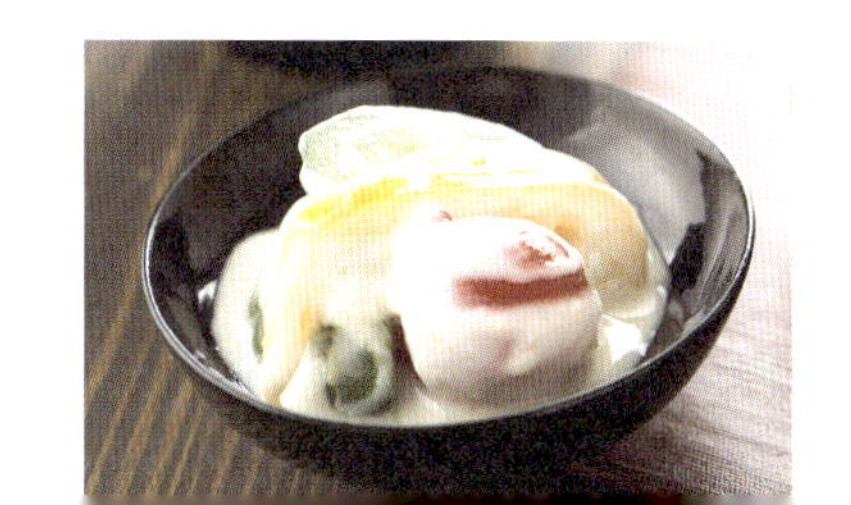

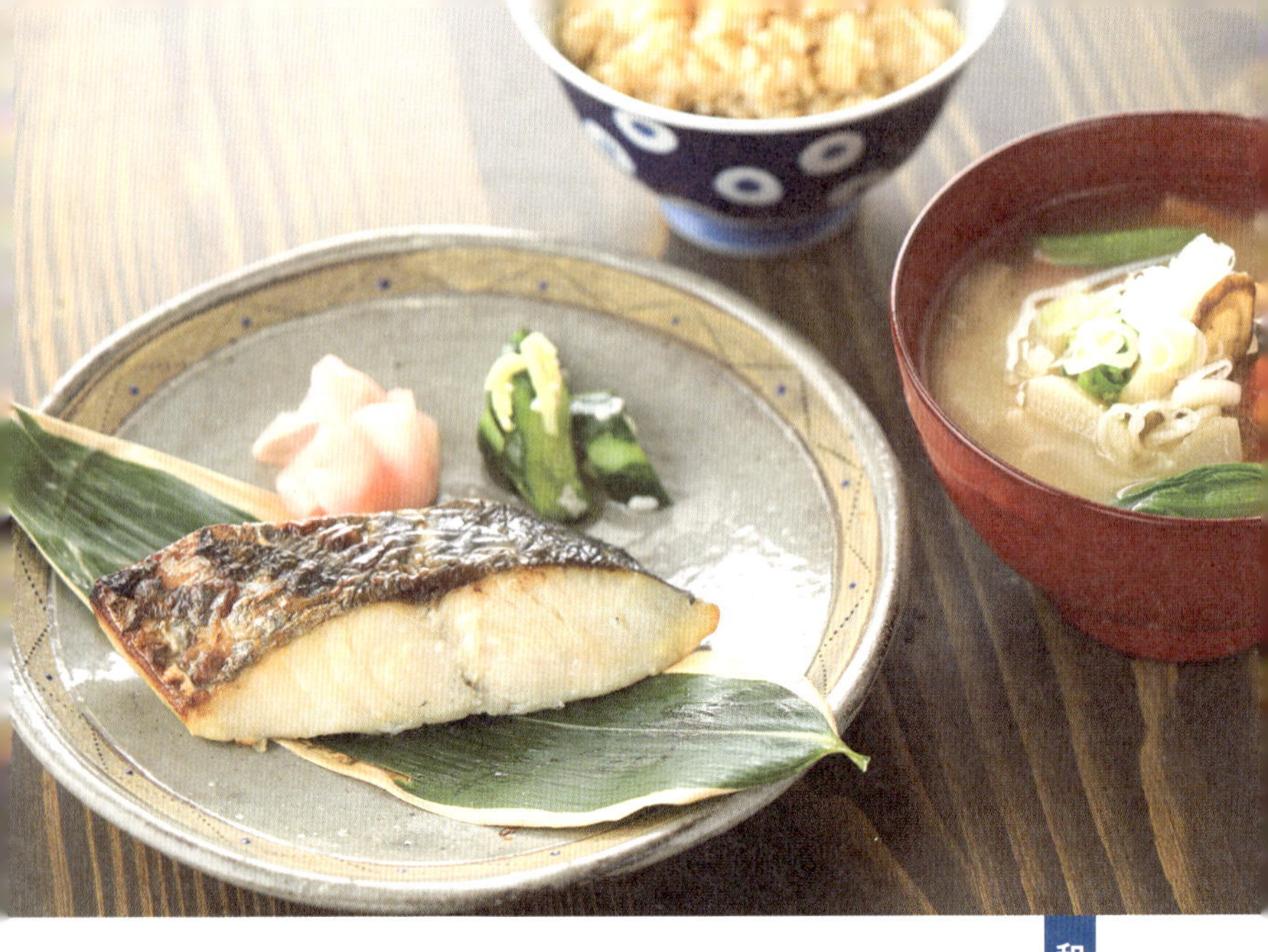

和食ごはん

鰆（さわら）の西京焼き

◆材料（2人分）

味噌床

西京味噌（白味噌）……200g

A
- 酒……大さじ1
- 味醂……大さじ1
- 砂糖……小さじ2

鰆……2切れ

塩……少々

※漬け床は何度か使えますが、最終的には捨ててしまうものなので、できるだけ少量で作るのをおすすめします。味噌200gでギリギリ4切漬け込めます。

味噌床のこと

2～3切ずつくらいを連続して漬け込むなら2～3回くらいは繰り返して使用できます。何度か使う途中で大切なのが『水気が出てきたら捨てること、塩分が弱まってくるので味噌や砂糖を補充すること』です。

味噌床に漬けて置く間に、食材は柔らかくなり、旨味が増します。分解が進みどんどん身が柔らかくなるので、漬ける期間は最大5日くらいが良いです。

◆作り方

①余分な水分と臭みを抜くため、鰆の両面にまんべんなく塩をふる。

②①の鰆を30分ほど置く間に味噌床を作る。**A**を平らな保存容器の中で混ぜ合わせる。

③①の鰆を30分ほど置いたら、水気をキッチンペーパーで拭きとり②の味噌床に漬ける。
切り身同士を重ねる場合、必ず切り身と切り身の間に味噌が入るようにする。
最低一晩置き、4〜5日ほどを目安に食べる。

④漬け込んだ切り身を取り出すときは、焦げやすくなるので表面の味噌をしっかり落とす。（表面の味噌は味噌床に戻してOK）

⑤中火程度の火加減で焦げ付きに注意しながら切り身を焼く。

具だくさんの粕汁

◆材料（5杯分くらい）

大根……………………1/6本
人参……………………1/2本
長ねぎ…………………1/2本
長芋………………200g
ごぼう…………………1/2本

さつまあげ……………1.5枚
こんにゃく………100g
鰹節……………………2g
味噌…………大さじ1.5〜2
酒粕……………………50g
水……………………900cc

◆作り方

①大根、人参、さつまあげを拍子切りにする。ごぼうは斜め薄切りにして水にさらしておく。こんにゃくはゆでてあく抜きをし、拍子切りにする。長ねぎは斜め薄切りにする。長芋は皮をむいて拍子木切りにする。

②鍋に水を入れ、大根、人参、ごぼうを入れて火にかける。あくを取り、柔らかくなったら鰹節を加える。

③②にさつまあげ、ねぎ、こんにゃく、長芋を加える。

④酒粕を鍋の汁でなめらかになるまで溶く。

⑤③の鍋に④を入れ、味噌を加え、味を調える。

酒粕が入っていても味噌を合わせることで食べやすいです。酒粕は少量ですが体も温まります。

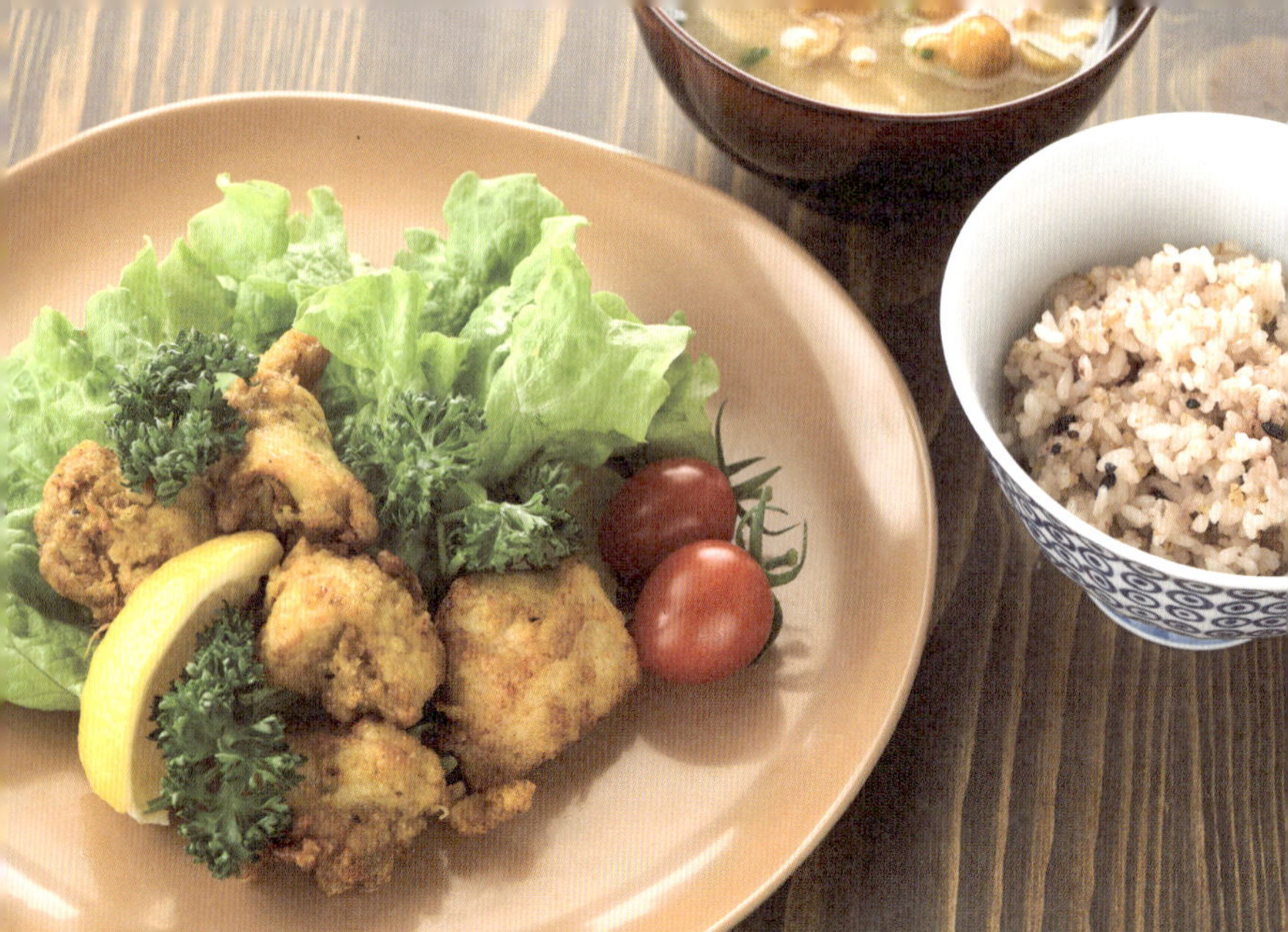

和食ごはん

塩糀カレー唐揚げ

◆材料（2人分）

- 鶏むね肉……………300g
- 片栗粉……………大さじ3
- A
  - 塩糀……………大さじ1
  - カレー粉……………小さじ2
  - にんにく……………1かけ
  - 生姜……………1かけ
  - 胡椒……………少々

◆下準備

鶏肉を一口大の大きさにし、**A**を揉み込んで2時間ほど置く。

◆作り方

1. 下準備した鶏肉に片栗粉をまぶす。
2. 170℃に熱した油で揚げる。

塩糀に漬けた鶏肉は繊維が分解されて柔らかくなり旨味も加わります。
うまみたっぷりの塩味とカレー味が絶妙です。

一品料理

塩糀のハンバーグ

◆材料（2人分）

牛豚合いびき肉……250g
玉ねぎ（中玉）……½個
塩糀……大さじ1と½
粗びき黒胡椒……小さじ½
サラダ油……大さじ1
A 中濃ソース・ケチャップ……各大さじ1

◆作り方

① 玉ねぎはみじん切りにする。（炒めないので、できるだけ細かくする）
② 合いびき肉に塩糀を加え、空気を含ませながらもっちりするまで混ぜ、①の玉ねぎのみじん切り、胡椒を加える。
③ ②を½に分け、空気を抜きながら楕円形にかたち作る。
④ フライパンにサラダ油を熱し、③を焼く。弱めの中火で1分30秒焼き、焼き色がついたら返して蓋をして11分ほど焼く。Aをかけて食べる。

塩糀がひき肉を分解するので卵やパン粉などのつなぎを使わなくてもふっくら仕上がります。

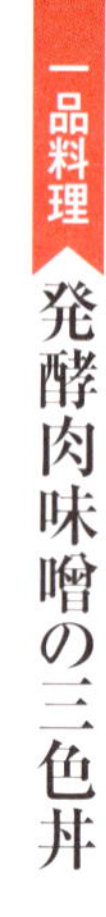

一品料理

発酵肉味噌の三色丼

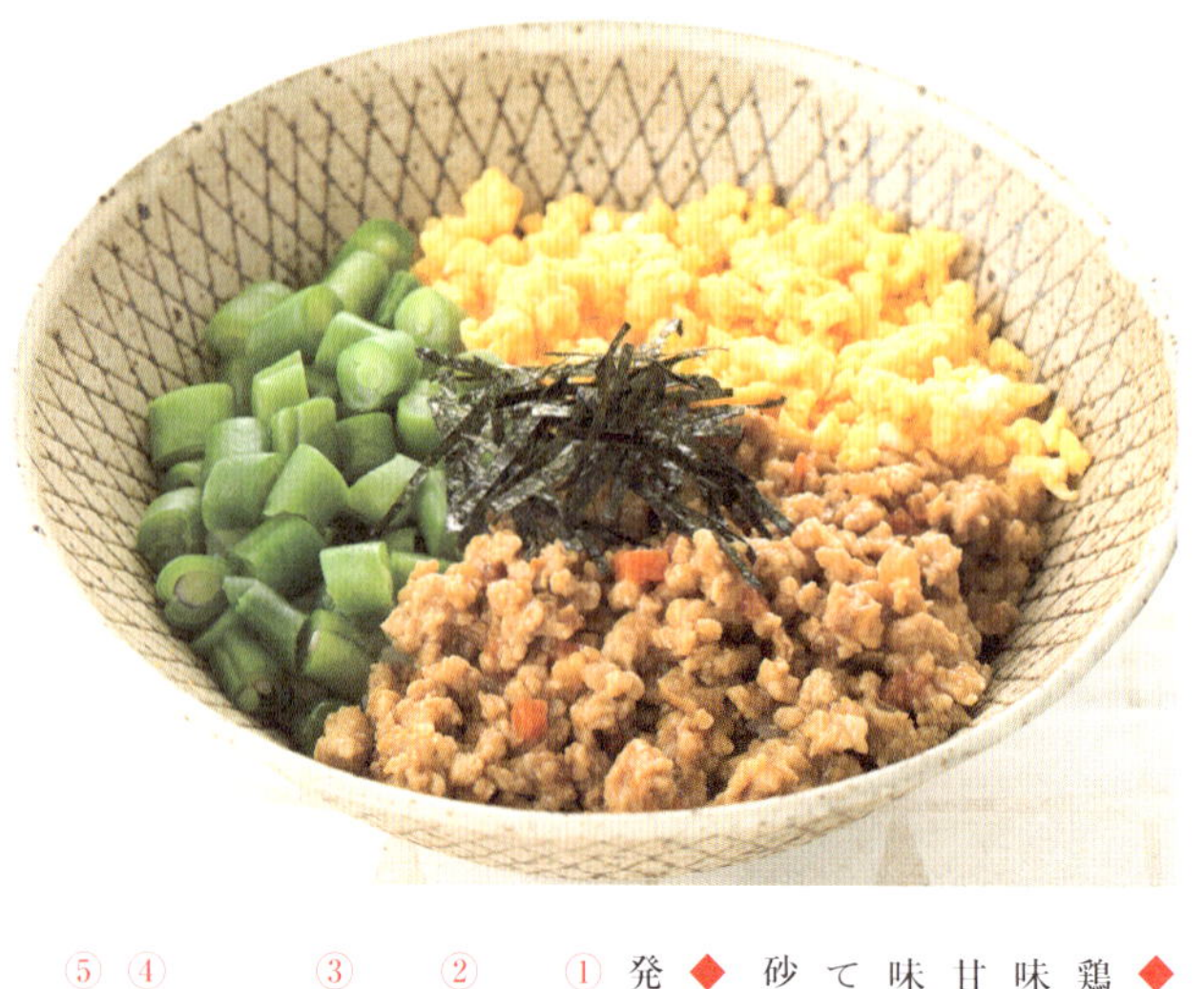

◆材料（2人分）

鶏ひき肉……200g
味噌……大さじ2
甘酒……大さじ2
味醂……小さじ2
てんさい糖（なければきび砂糖や白砂糖でも）……小さじ2
玉ねぎ、ピーマン、人参など好みの野菜……適宜
卵……2個
てんさい糖（なければきび砂糖や白砂糖でも）（炒り卵用）……大さじ1
いんげん……4本
塩……少々

◆作り方

発酵肉味噌を作る。

① 野菜はみじん切り。味噌、味醂、てんさい糖は混ぜておく。
② いんげんはやわらかくなり過ぎない程度にゆでて食べやすい大きさに切る。
③ フライパンに油をしき、鶏ひき肉、野菜を炒め、火が通ったら、調味料を入れ炒める。次に甘酒を和えるような感じで混ぜる。
④ てんさい糖を混ぜた卵液で炒り卵を作る。
⑤ 器に白いご飯を盛り、その上に②・③・④を盛り付ける。

発酵食品の味噌、甘酒、味醂が入っています。甘酒を使い、砂糖の量を減らすことにより、自然な甘みが楽しめます。甘酒は熱に弱いのであまり熱は加えません。お子様にもおすすめです。

一品料理

塩糀のトマトソースパスタ

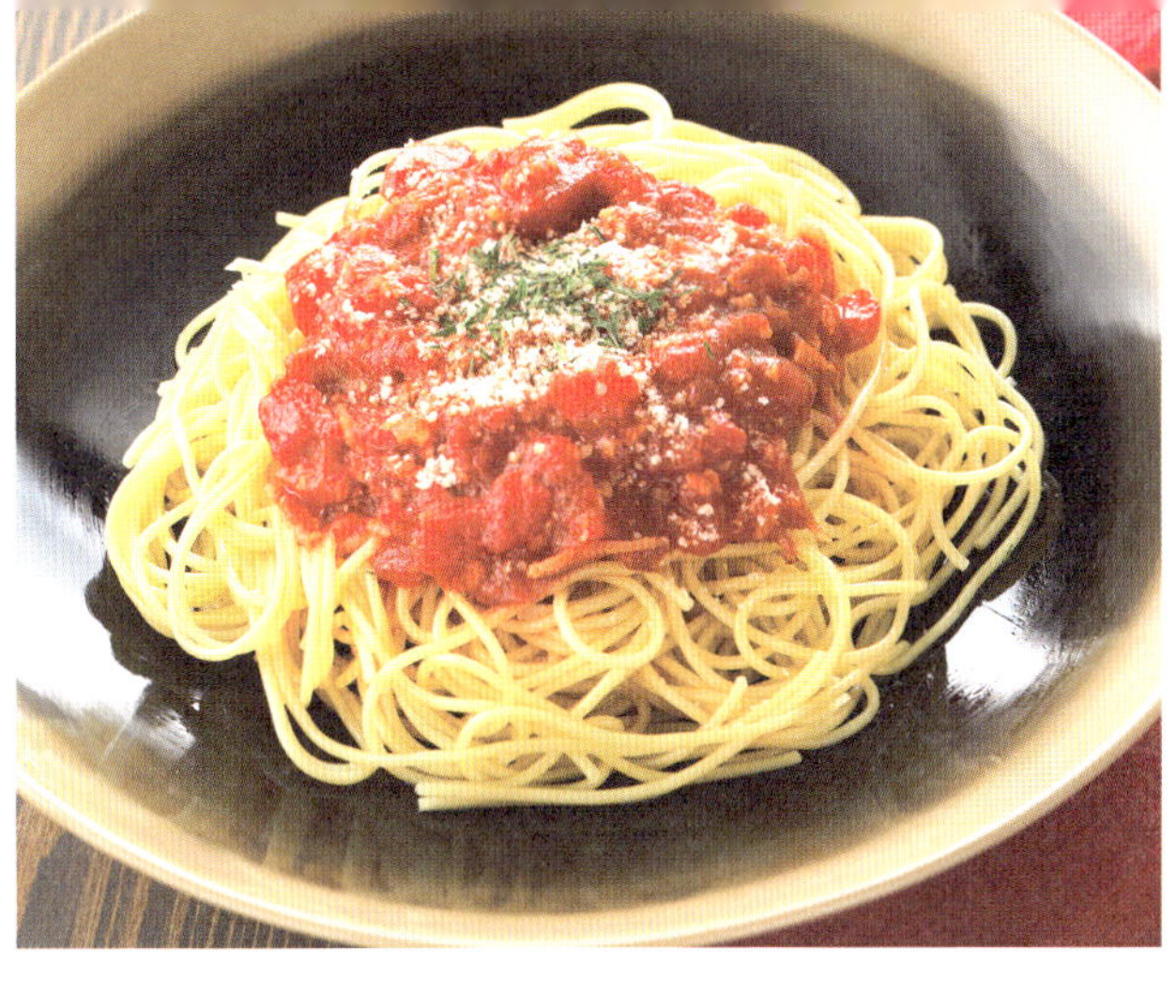

◆材料（2人分）

- パスタ……160g
- にんにく……2片
- 赤唐辛子……1本
- ベーコン……4枚
- 白ワイン……100cc
- カットトマト缶……1缶
- 塩糀……小さじ2
- 卵……3個
- オリーブオイル……適量

グルタミン酸・アスパラギン酸を含むトマトに塩麹のアミノ酸が加わり、いっそう旨みあるトマトソースに！　塩糀トマトソースは、トマト煮込み・ドレッシング・スープなどさまざまなトマト料理に使えます。

◆作り方

①瓶に、トマト缶を開け塩糀と一緒に入れて一晩保存し、塩糀トマトソースを作っておく。

②にんにくは細かいみじん切り。唐辛子は種をとって輪切り。ベーコンは5㎜幅に切る。

③フライパンにオリーブオイルを入れ、弱火にかけて、にんにくを香りが出るまで炒めたら赤唐辛子とベーコンを加え、さらに炒める。

④ベーコンがカリッとしてきたら、白ワインを加え、アルコールを飛ばす。

⑤①を入れて10分煮る。

⑥パスタをゆでる。沸騰した湯に塩を入れ袋に書いてある時間でパスタをゆでる。

⑦ゆでたパスタに⑤をかける。好みで粉チーズとパセリをかけてもよい。

一品料理

酒粕豆乳クリームパスタ

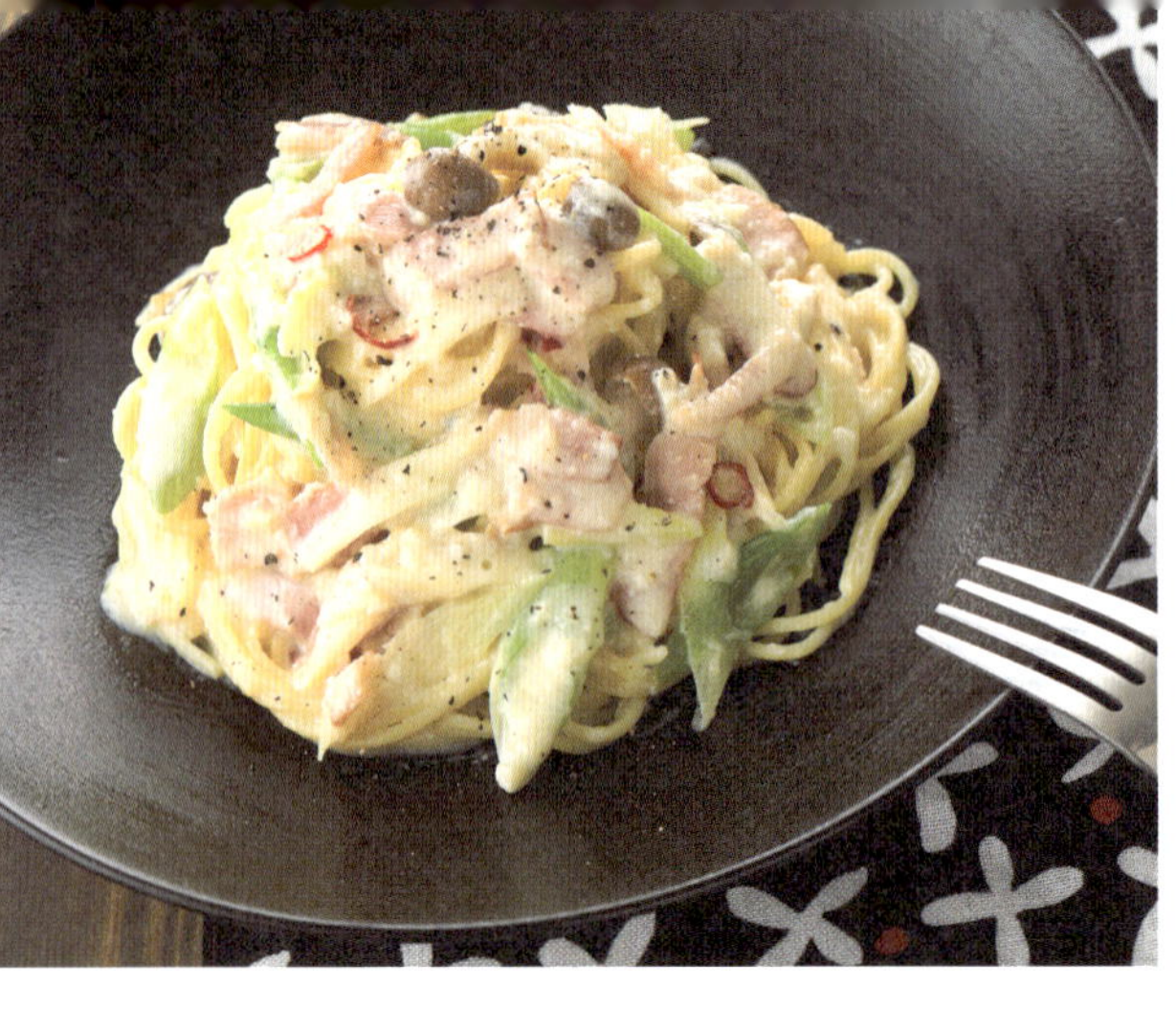

◆材料（2人分）

- パスタ……………160g
- 酒粕………………50g
- 豆乳………………200cc
- ベーコン…………2枚
- しめじ……………½袋
- 長ねぎ……………⅓本
- にんにく…………1片
- 塩・胡椒…………少々
- オリーブオイル
- ……………………大さじ1

酒粕は火を加えるとチーズのような味わいに。季節の野菜を加えてもよいです。

◆作り方

① 酒粕は耐熱容器に入れて、水（大2）を加えラップをして、電子レンジ（600w40秒）で加熱し、よくかき混ぜてクリーム状にする。そこに豆乳を入れ混ぜる。

② にんにく、長ねぎは、みじん切り、ベーコンは1cm幅に切る。しめじは根元を切り落としたらほぐす。

③ フライパンにオリーブオイルとにんにくを入れ、弱火にかけて香りが出るまで炒める。次に長ねぎとしめじとベーコンを入れて炒める。

④ ①を加えて混ぜたら塩胡椒で味をととのえる。

⑤ パスタをゆでる。沸騰した湯に塩を入れ袋に書いてある時間でパスタをゆでる。

⑥ ゆであがったパスタと④をよくからめて皿に盛る。仕上げに胡椒をふりかける。

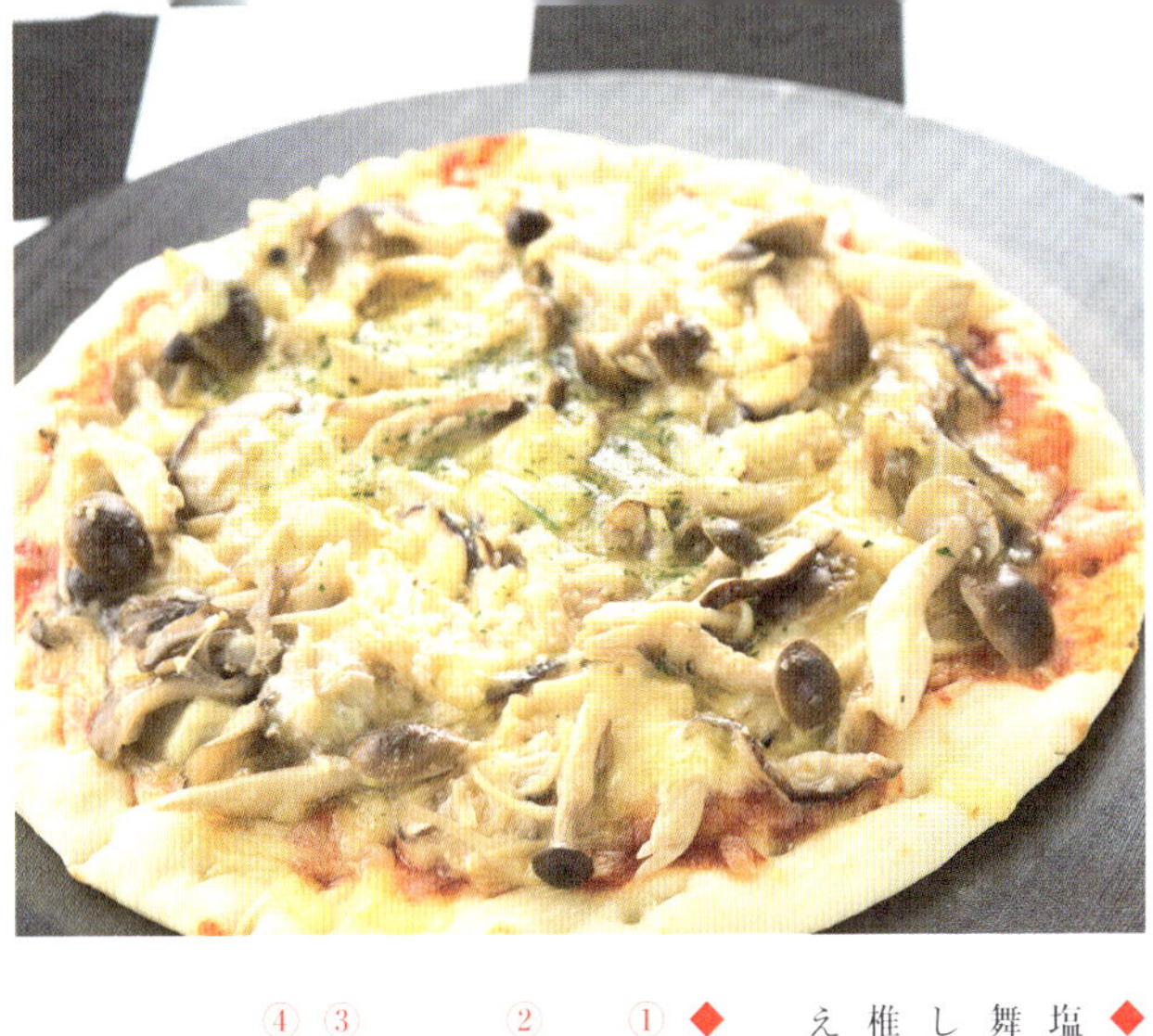

一品料理

塩糀キノコのマリネピッツァ

◆材料（2枚分）

塩糀……80g
舞茸……100g
しめじ……100g
椎茸……100g
えのき……100g
酒……50cc
ピッツァ生地……2枚
塩糀トマトソース（P133）……大さじ2～3
チーズ……120g
胡椒、ガーリックパウダー、ドライパセリ……適量

◆作り方

① 椎茸は石突を取り薄切り、舞茸、しめじ、えのきは根元を切り落としたらほぐす。
② フライパンに入れ、酒を全体にふって火にかけ、蓋をして中火で4～5分熱し、蓋に水滴がつくくらいまで加熱する。
③ 火からおろし、粗熱を取ったら塩糀と合わせる。（10日間保存可）
④ 市販のピッツァ生地に、塩糀トマトソースをぬり③のきのこをのせ、ガーリックパウダーと胡椒を（お好みで）ふりかけたら、チーズをのせて、220℃のオーブントースターでチーズがとけるまで焼く。仕上げにドライパセリをふる。

うまみいっぱいの塩糀きのこは、保存もきくので作っておくと、キッシュ・スープ・アヒージョ・パスタ・炊き込みごはんなど、万能に使えます。

一品料理

春キャベツの塩糀コールスロー

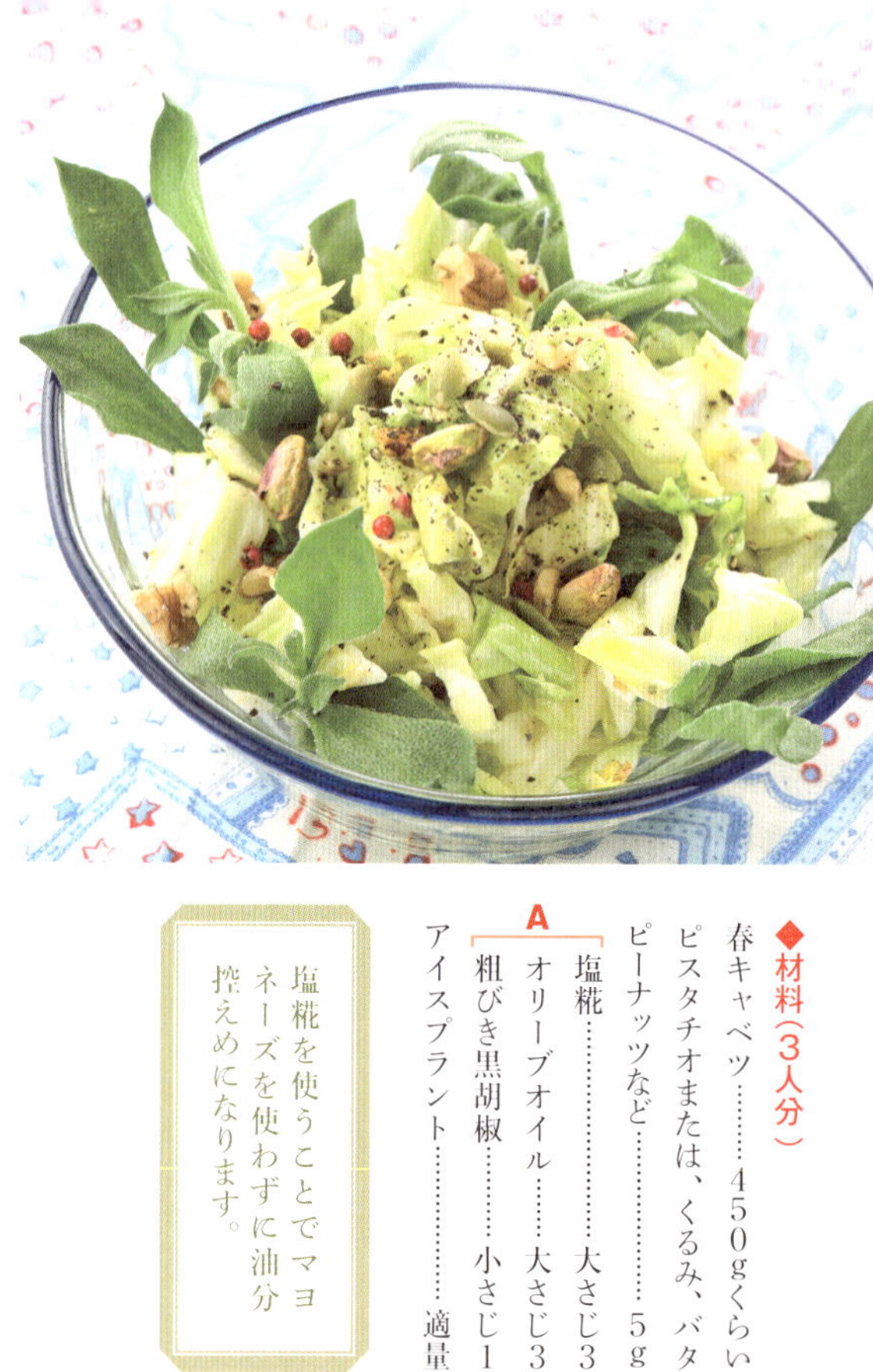

◆材料（3人分）

春キャベツ……450gくらい
ピスタチオまたは、くるみ、バタピーナッツなど……5g

A
- 塩糀……大さじ3
- オリーブオイル……大さじ3
- 粗びき黒胡椒……小さじ1

アイスプラント……適量

塩糀を使うことでマヨネーズを使わずに油分控えめになります。

◆作り方

① 春キャベツは、ザックリ千切りにし、長ければ、さらに3等分くらいにする。
② ピスタチオは殻を外す。
③ ①と②、Aをビニールに入れてかるく揉みこむ。
④ 器に盛り、アイスプラントをかざる。ピンクペッパーを添えてもよい。

一品料理

八丁味噌のキーマカレー

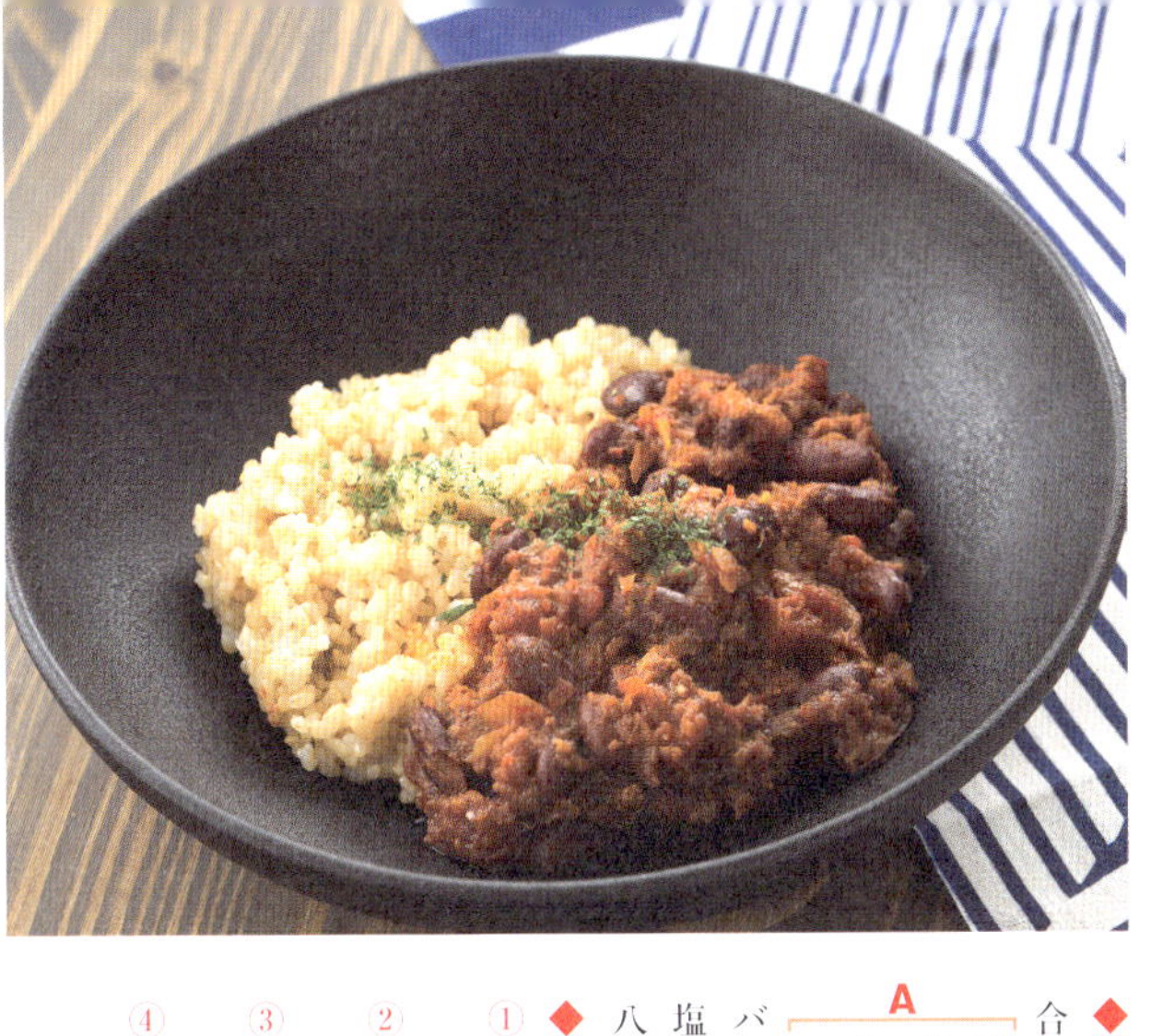

◆材料（2人分）

合いびき肉……150g

A
玉ねぎ……1個
赤パプリカ……½個
生姜……1片
にんにく……1片

バター……20g
塩・胡椒……各少々
八丁味噌……大さじ½
カレー粉……大さじ2

B
カットトマト……1缶
水……100cc
豆缶詰……100g（½缶分）
フライドオニオン……30g
ブイヨン……1個
甘酒……大さじ1½
ガラムマサラ……小さじ1

◆作り方

① **A**をフードプロセッサーで細かくする（水が出るくらい）。
② 鍋を熱しバターを入れ、①と塩を加えて、よく炒める。
③ 次に肉を加えて炒め、肉の色が変わったら、味噌とカレー粉を加えてさらに炒める。
④ **B**を加えて煮込む。水分がなくなってきたら塩・胡椒で味を調える。ガラムマサラを加えて混ぜる。

味噌を加えることでコクとうまみがアップします。八丁味噌は煮込むといっそうおいしくなるので後で入れるのではなく肉を炒めたら入れましょう。

醤油糀ポキ丼

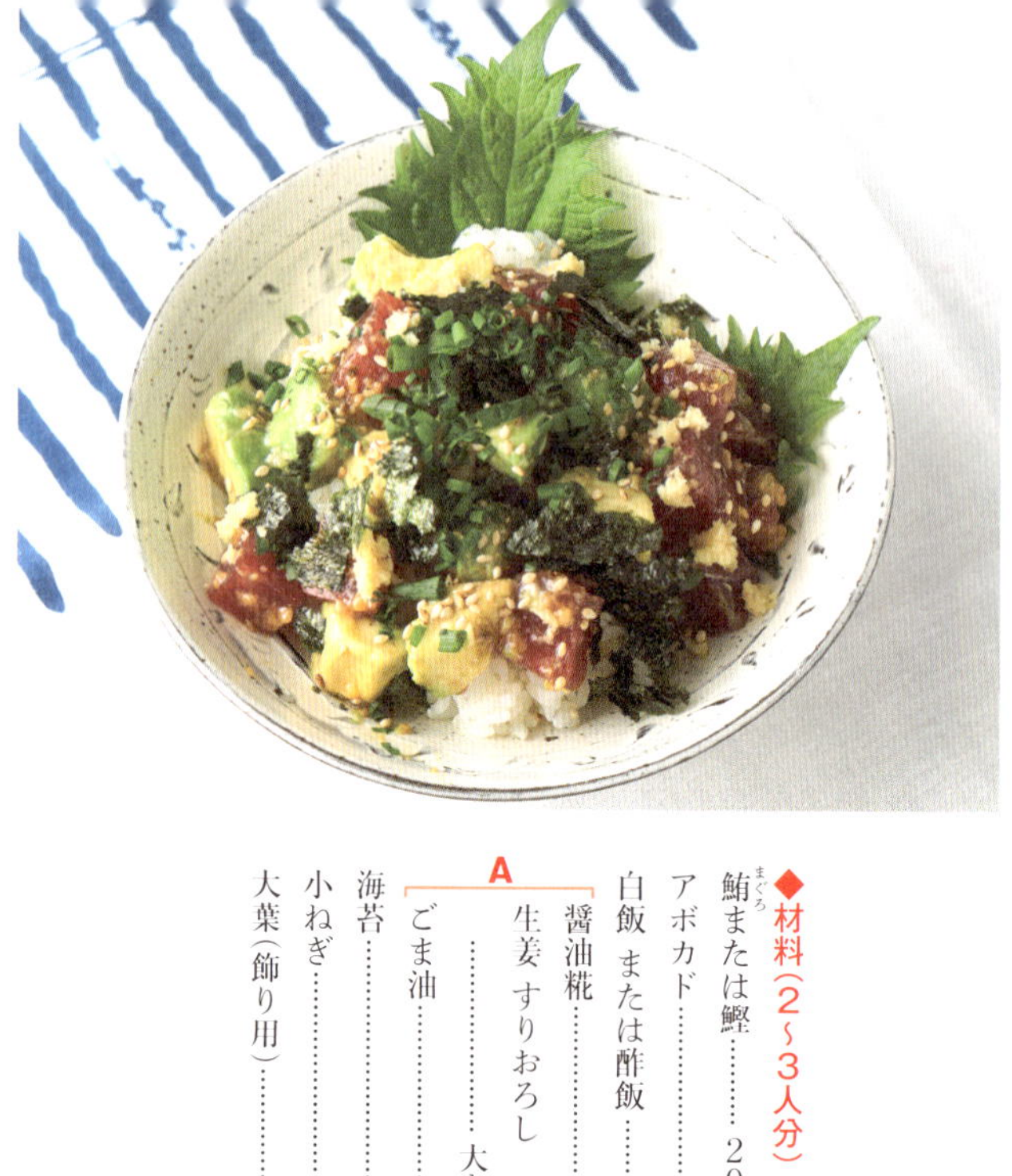

◆材料（2～3人分）

- 鮪（まぐろ）または鰹……200gくらい
- アボカド……1個
- 白飯または酢飯……適量
- A
  - 醤油糀……大さじ3
  - 生姜 すりおろし……大さじ1～2
  - ごま油……大さじ1
- 海苔……1枚
- 小ねぎ……10cmくらい
- 大葉（飾り用）……2枚

◆作り方

①鮪（または鰹）、アボカドを1cm角に切る。

②**A**を混ぜ合わせ、①と和える。丼に大葉をしき、白飯、ちぎった海苔、①の順にのせ、小ねぎをトッピングする。

醤油糀により醤油だけではないコクとうまみが加わります。

一品料理

里芋とチキンの酒粕豆乳クリームグラタン

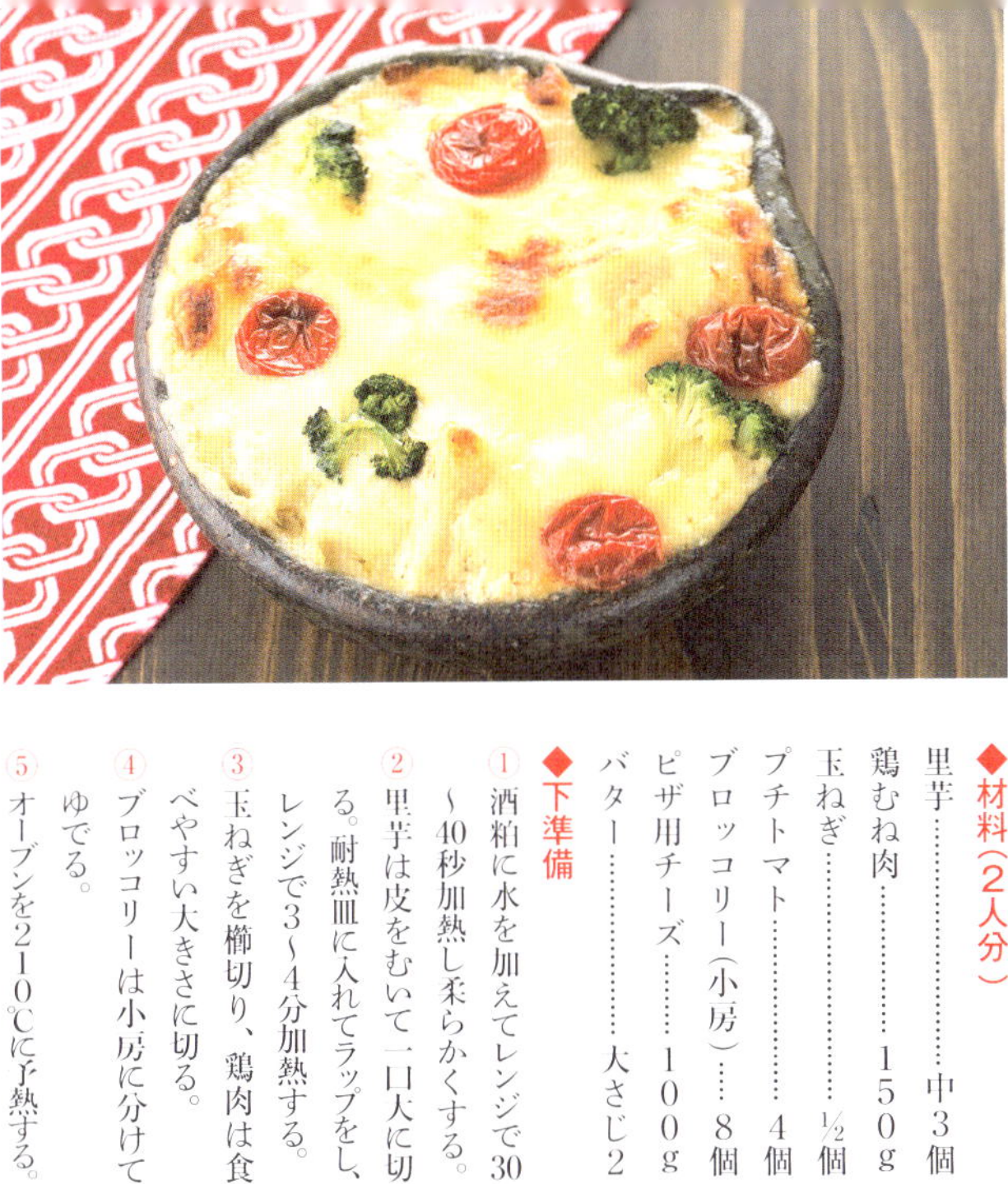

◆材料（2人分）

里芋……………………中3個
鶏むね肉………………150g
玉ねぎ…………………½個
プチトマト……………4個
ブロッコリー（小房）……8個
ピザ用チーズ…………100g
バター…………………大さじ2
小麦粉…………………大さじ2
塩糀……………………大さじ1
胡椒……………………少々

A
豆乳……………………200cc
生クリーム……………100cc
酒粕……………………70g
水………………………大さじ2

パセリ…………………適量

酒粕の味わい…発酵から生まれるうまみとコクが加わり濃厚なソースになります。塩糀でさらにおいしさアップ。

◆下準備

① 酒粕に水を加えてレンジで30～40秒加熱し柔らかくする。
② 里芋は皮をむいて一口大に切る。耐熱皿に入れてラップをし、レンジで3～4分加熱する。
③ 玉ねぎを櫛切り、鶏肉は食べやすい大きさに切る。
④ ブロッコリーは小房に分けてゆでる。
⑤ オーブンを210℃に予熱する。

◆作り方

① フライパンにバターを熱し、鶏肉と玉ねぎを炒める。鶏肉に火が通って玉ねぎがしんなりしてきたら里芋を加え、塩糀と胡椒で味をととのえる。
② 小麦粉を加えてさらに炒める。
③ **A**を加え全体にからめたら火を弱めクリーム状になるまで焦げないようかき混ぜながら加熱する。
④ ③をグラタン皿に入れ、ピザ用チーズとゆでたブロッコリー、切ったトマトをのせる。
⑤ ④をオーブンに入れ20分焼く。焼き上がったらパセリをふる。

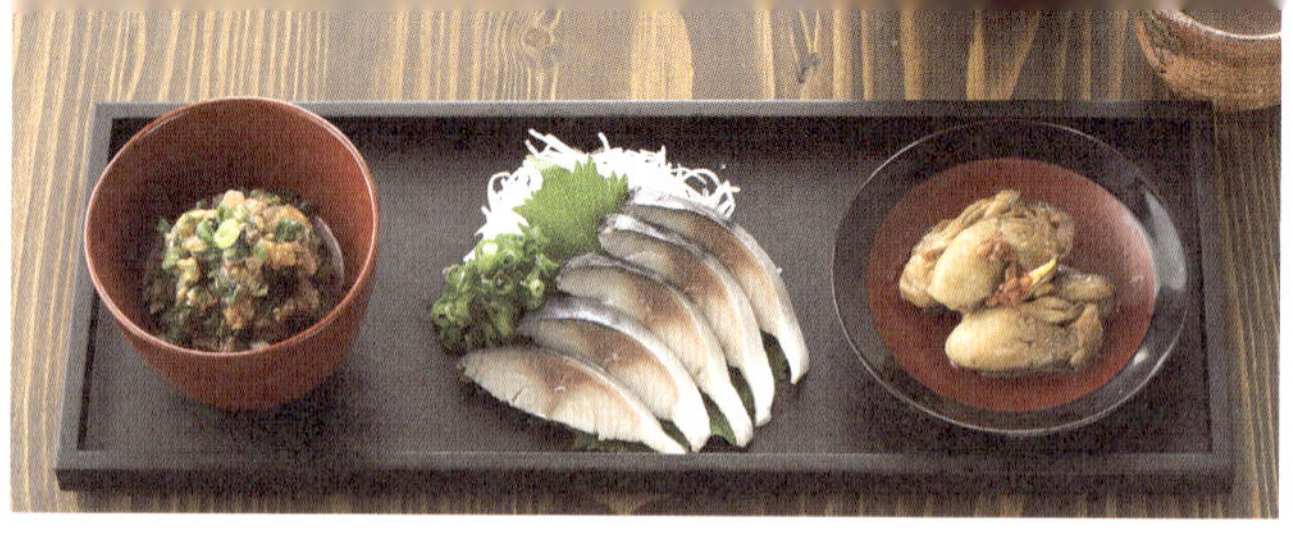

一品料理

日本酒おつまみ三種

青魚の味噌たたき

◆材料(2人分)
鰯、鯵(あじ)、秋刀魚など青魚1匹(20センチくらいのお刺身用)
A【万能ねぎ少々、青じそ1枚、生姜すりおろし小さじ1、味噌大さじ1、いりごま小さじ1】

◆作り方
①万能ねぎは小口切りに、青じそは大きめのみじん切りにする。②鰯は開いて骨を取り、身を細く切る。③Aの上に②の鰯をのせ、包丁でたたきながら練り込んでいく。鰯の歯触りを残すくらいにとどめ、粘りがでるまで行わないこと。

味噌と薬味が青魚の生臭さを抑えます。生姜をにんにくに替えてもおいしい。

牡蛎の醤油糀オイル漬け

◆材料(2人分)
牡蛎6個、小麦粉大さじ1
A【だし大さじ1、醤油糀大さじ2、日本酒大さじ2、味醂大さじ2、オイスターソース小さじ½】サラダ油(オリーブオイルでも良い)適宜

◆作り方
①牡蛎は小麦粉をまぶして隅々まで洗い、流水ですすぐ。フライパンに牡蛎を入れて強火でから煎りする。中まで火を通す。
②小鍋にAを入れ火にかけ、少し煮詰めたところに①を入れ、牡蛎にAを絡ませる。
③冷めたら②を清潔な瓶などの保存容器に入れ、牡蛎が浸かるまでオイルを注ぐ。翌日から1週間ほどが食べごろ。

〆鯖(さば)

◆材料(作りやすい分量)
真鯖フィレ(身が30㎝くらいのもの)½、塩適宜(鯖の重さの10%)、米酢適宜

◆鯖の下ごしらえ
①真鯖のフィレ両面に塩をたっぷりぬって指先で優しくなじませ、6時間～一晩置き、流水で洗って塩を流す。②酢にさっと通して酢洗いした後、あらかじめ冷やしておいた酢に30分漬ける。③酢からあげたら、水気を切っておく。

◆作り方
①下ごしらえしたものを(もし小骨があれば丁寧に小骨を抜いて)ラップに包んで1日置く。②皮を剥く。身を押さえながら、頭側から尾側に向けて皮をひく。銀皮は残すこと。また、食べない分の皮はひかずに、食べる時にひく。③1センチ幅に切る。

りんごの味醂コンポート

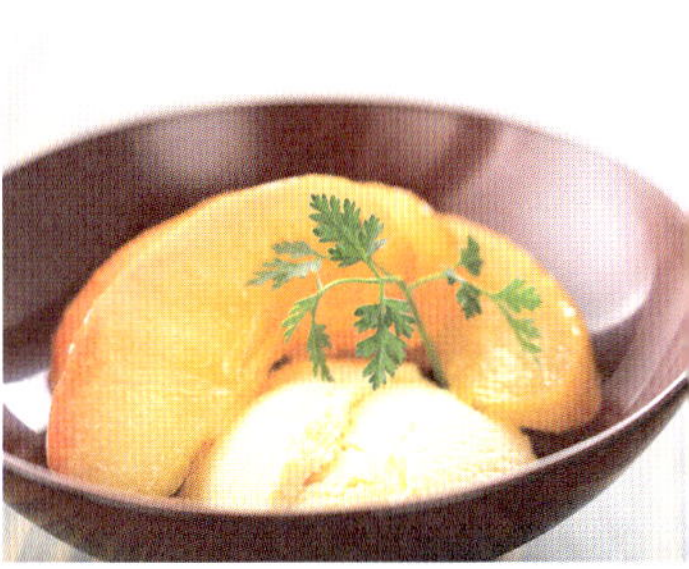

◆材料（2人分）
りんご½個、レモン汁小2、味醂100cc、アイスクリーム適宜、飾り用セルフィーユの葉

◆作り方
1 りんごは6つの櫛型に切り、レモン果汁をかける。2 ①と味醂を鍋に入れ、弱～中火で透明になるまで煮詰める。3 器にりんごをのせ、アイスクリームを添えてミントを飾る。

ワインとお砂糖を入れて作るコンポートを甘みを含む味醂だけで仕上げました。

ゆずと甘酒のレアチーズケーキ

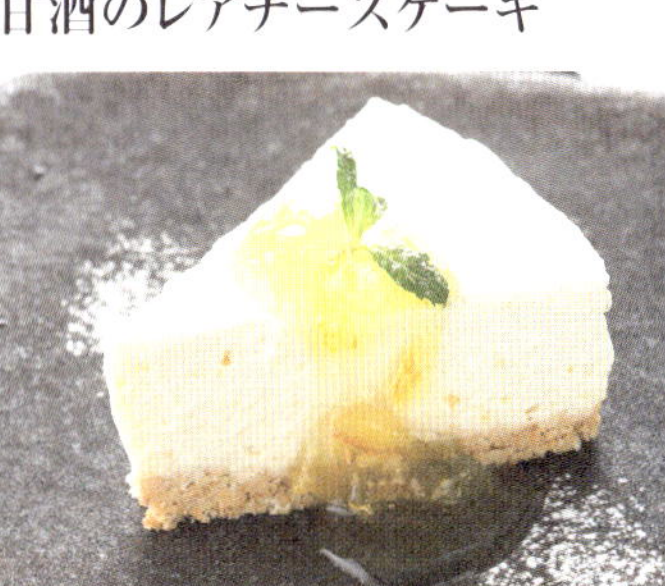

◆材料（直径18㎝の丸型1コ分）
クリームチーズ250g、生クリーム200ml、甘酒120g、ゆずマーマレード大さじ2、粉ゼラチン8g、水大さじ2、ビスケット60g、バター大さじ3

下準備
バターを室温で、または、レンジ（600w15～20秒）にかけやわらかくする。ゼラチンに水を加えふやかす。型にバター（分量外）を塗り、オーブンペーパーを敷く。

◆作り方
1 バターとビスケットを合わせ、フードプロセッサーやミキサーにかけ、底に敷く生地を作る。2 ①をケーキ型の底に敷き詰める。3 鍋に生クリームを入れて弱火にかけ、周りがフツフツしてきたら（70℃位になったら）火を止める。4 ③にクリームチーズ、甘酒、ゆずマーマレード、ゼラチンを合わせ、ミキサーにかける。5 ④を②に流し入れ、冷蔵庫で約3時間冷やして固める。

砂糖を使わずとてもヘルシー。糀がうみだす甘さで優しい味わいになります。

糀のミックスチェー

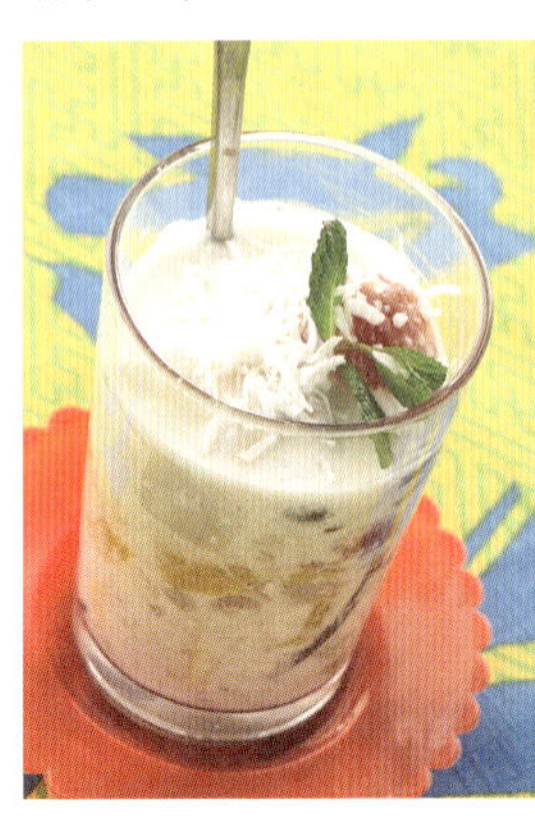

◆材料(2〜3人分)

ココナッツミルク200ml、甘酒大さじ2〜3、塩糀少々、お好みのフルーツ(角切り)、ゆで小豆(煮豆でも可)、ナタデココ、キクラゲ(千切り)、ココナッツロング(トッピング用)

◆作り方

①ココナッツミルクは塊がないよう混ぜて滑らかにしておく。②甘酒、塩糀を加え、さらに混ぜる。③器にナタデココ、フルーツなどの具材を入れ、上から②をかける。④ココナッツロングをトッピングする。

チェーとはフルーツや豆・芋類、タピオカに白玉など好きなものをたくさん詰め込んだベトナムのデザート。糀を使えばさらに栄養満点、まさに食べる点滴です! 食べるときは全体をよくかき混ぜて。クラッシュアイスを入れていっそう冷たくしたり、あたためてお汁粉のようにするのもオススメです。

甘酒人参蒸しパン

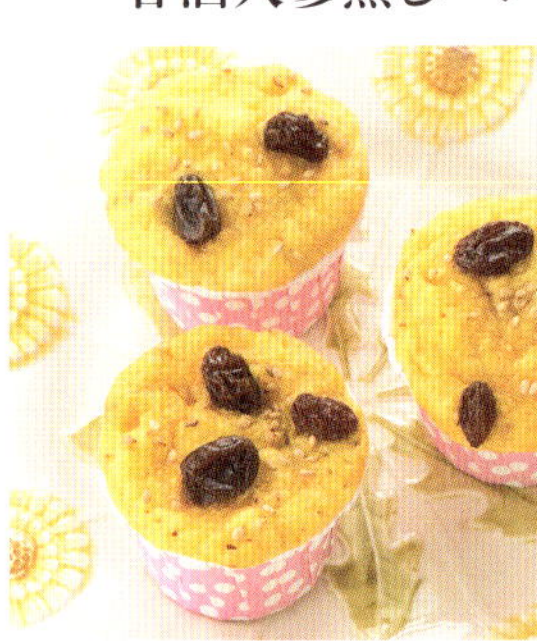

◆材料(カップ約6個分)

薄力粉100g、ベーキングパウダー小さじ1、甘酒60g、人参30g、卵1個、牛乳または豆乳大さじ2、なたね油大さじ1、レーズン大さじ2、レーズン・白ごま適量(トッピング用)

◆作り方

①ビニール袋に薄力粉とベーキングパウダーを入れ、袋に空気を入れて膨らませて口を押さえ、シャカシャカと振るう。②ボールに卵を割り入れ、泡だて器でよく混ぜる。甘酒・すりおろした人参・牛乳を入れ、よく混ぜる。③①の粉を入れ、切るように混ぜる。少し混ざったら、なたね油を入れさらに混ぜる。最後にレーズンを加え、軽く混ぜる。練りすぎないよう注意する。④生地をカップに7分目くらい入れ、仕上げにレーズン・ごまを振る。⑤600wの電子レンジで2分30秒〜3分ほど加熱する。加熱しすぎると固くなるので注意する。※時間があるときは、蒸し器を使って強火で15分ほど蒸すとよい。

砂糖を使わない優しい甘さで、小さなお子様にも安心。人参と甘酒の栄養たっぷりのしっとり蒸しパンです。

甘酒ジンジャーミルクプリン

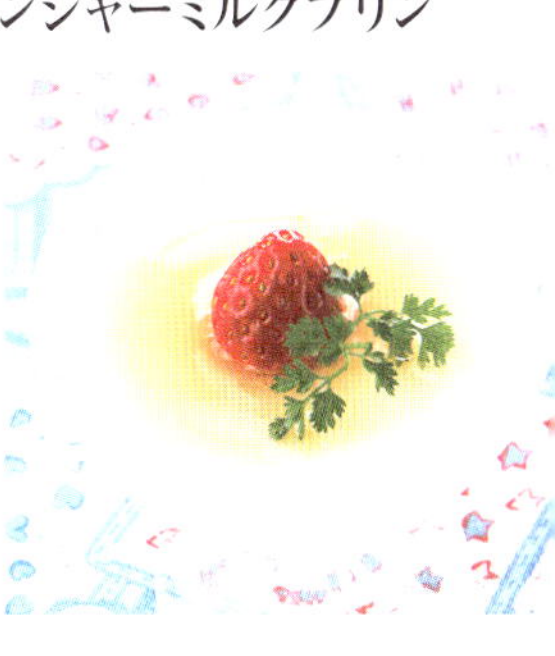

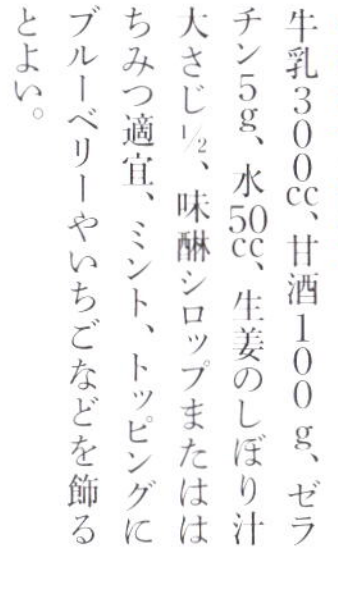

◆材料（4個分）

牛乳300cc、甘酒100g、ゼラチン5g、水50cc、生姜のしぼり汁大さじ1/2、味醂シロップまたははちみつ適宜、ミント、トッピングにブルーベリーやいちごなどを飾るとよい。

◆作り方

1 牛乳と甘酒をミキサーにかける。攪拌したら生姜のしぼり汁を入れる。2 耐熱容器にゼラチンと水を入れて電子レンジ600w40秒加熱する。3 ①に②を加えよく混ぜ合わせて、冷蔵庫で冷やし固める。4 固まったらトッピングのフルーツをのせ、好みで味醂を煮詰めた味醂シロップをかける。

酒粕アイスクリーム

◆材料（4人分）

A【酒粕100g、牛乳100cc、はちみつ90cc、塩ひとつまみ】、水切りヨーグルト150g、くるみ5粒、パイナップル130g、バニラエッセンス3滴、味醂シロップ適宜

◆作り方

1 鍋にAを入れて中火にかけ、木べらで混ぜる。沸騰させてアルコール分をとばす。

2 フードプロセッサーに①、水切りヨーグルト、くるみ、バニラエッセンス、パイナップルを加えて軽く混ぜ、冷蔵庫で冷やし固める。

3 味醂を煮詰めた味醂シロップをかける。

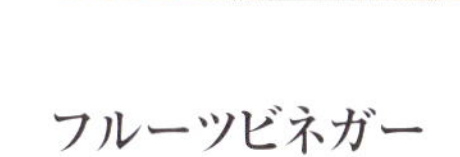

フルーツビネガー

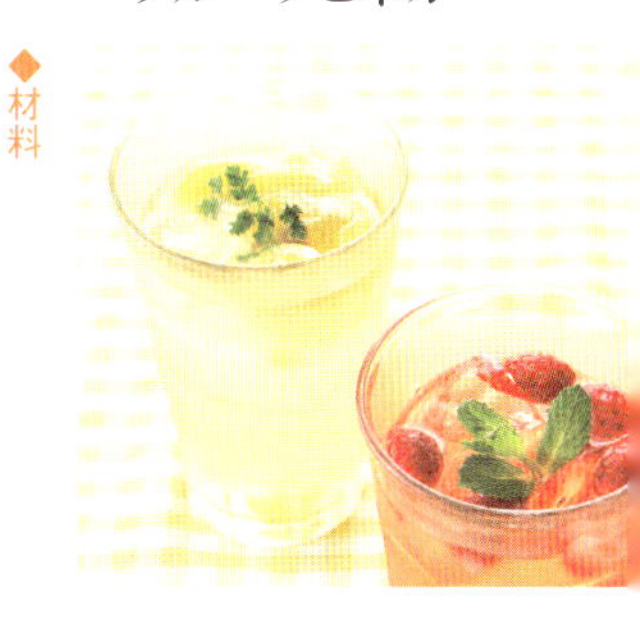

◆材料

好みの果物（いちご・キウイ・りんごなど）150g、酢150g、氷砂糖150g

◆作り方

1 瓶に氷砂糖、フルーツを入れ、酢を入れる。ふたを閉めて氷砂糖がとけるまで常温に置く。

2 できあがったら冷蔵庫で保存する。

◆飲み方

3～5倍の水で割る。炭酸、牛乳で割ってもよい。ドレッシングに使ってもよい。

味噌玉の作り方

お湯を注げば、簡単に味噌汁ができあがる「味噌玉」をご紹介します。味噌玉を作っておけば、オフィスでも夜食でも、飲みたいときに味噌汁を飲むことができます。

味噌玉の作り方

◆材料（10個分）

味噌……………………150g
鰹節……………………2g
乾燥ワカメ……………大さじ1
乾燥ねぎなどの乾燥野菜………大さじ2
トッピング（おふ、あられ、ごまなど）
*ほかに桜海老、ドライトマト、チーズ、ドライゆずなどお好みでご用意ください。

◆作り方

① トッピング以外の材料をボールに入れ、混ぜ合わせる。
② ①を10等分し、ラップに包んで丸める。
③ おふ、あられなど好みのものをトッピングする。
④ タッパーなどで保管する。

できあがった味噌玉は

お椀やカップに入れて、その上に湯を注いでお召しあがりください。プレゼントにお渡ししても喜ばれます。

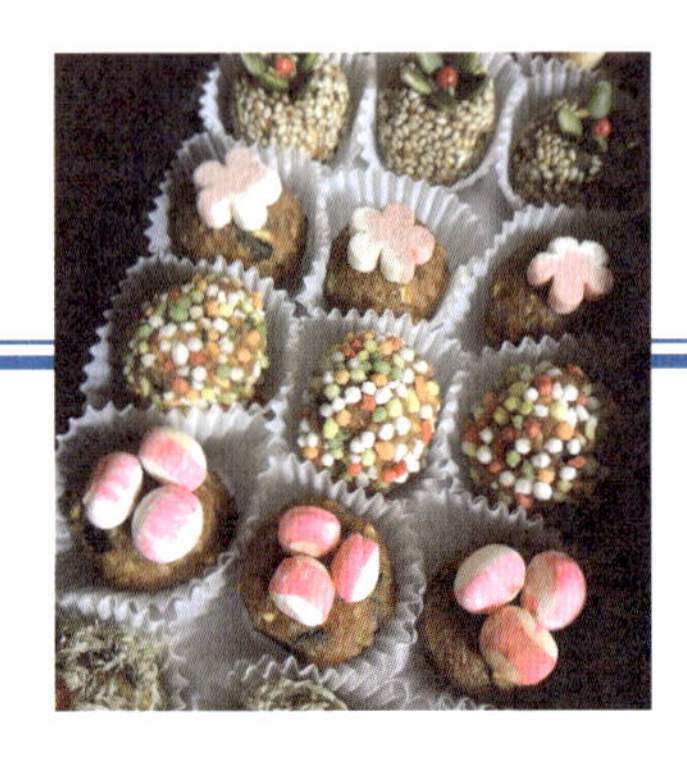

玄米の炊き方

玄米の炊き方

◆材料（4人分）

玄米……………………2合
水………………600cc
自然塩1合で1gが目安
＊塩を入れると、玄米に含まれるカリウムが中和されて苦みがなくおいしく炊きあがります。
＊純米酒を入れても旨味と甘みがでる（1合につき1cc。その分水分を減らす）

◆作り方

① 玄米をボウルに入れる。最初の水を最も吸収するので一回目の水はすぐに捨ててきれいな水に変える。両手を合わせて拝むようにして、3～4回洗う。2回ぐらい水を変える。
② 鍋に①と水を入れ、6時間以上浸水させる。
③ ②に塩を加えて、強火にかける。
④ 勢いよく沸騰したら、あくをすくい蓋をして弱火にし、30分～40分加熱する。
⑤ 蓋を開けて硬さ、水分が良ければ火を止め、30分ぐらい蒸らす。

●炊飯器玄米モードで炊く場合

① 6時間以上浸水させたら、ざるにあげる。
② 炊飯器の内がまに玄米を入れ、内がまの水量の水を加えたら塩を加え、玄米モードで炊く。

●圧力鍋で炊く場合

① 1時間浸水させる。
② 鍋に①を入れ、そこに塩を加えて、蓋をして強火にかけ、圧力がかかったら弱火にして15分加熱。
③ 圧力が抜けたら炊きあがり。
＊小豆入りがおすすめ！米一合につき小豆7gを目安に。小豆は玄米の3倍のタンパク質を含むので栄養価があがります。

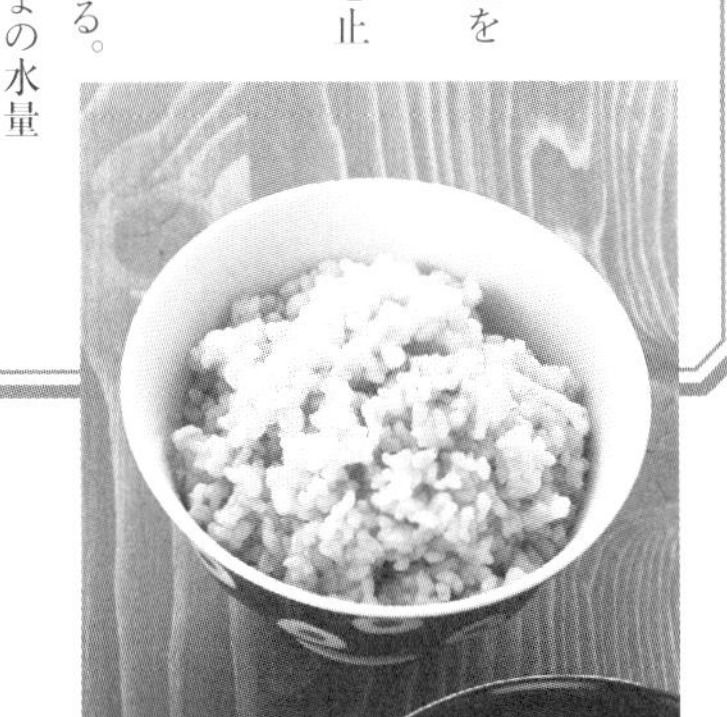

COLUMN

鰹節

世界で一番硬い食品は鰹節だそうです。この鰹節が微生物（カビ）の働きでできていることは案外しられていません。鰹節はまず三枚におろした身を籠に並べて煮熟し、冷まします。つぎに骨抜きしてから木箱に入れ、クヌギやナラなど樹脂の少ない堅木を燃やし、その煙でいぶします。この作業を十回ほど行います。いぶしが終わったものは表面にタールや揮発性成分がこびりついているので、次のカビ付けのために、包丁で表面を削りきれいにします。これを「裸節」とよびます。この「裸節」をカビ付け用の容器や室に入れ鰹節菌とよばれるカビを繁殖させます。一番カビが密生したら刷毛で払落し、二番カビを繁殖させます。こうして四番カビをつけたら最後に乾燥させてできあがります。このカビが鰹節の水分を吸収してくれるため、世界で一番硬い、保存性のすぐれた食品になります。さらにカビの酵素の働きによって、鰹のタンパク質がうまみ成分のアミノ酸に、脂肪が脂肪酸とグリセリンに分解され、おいしい、さっぱりしただしを作りだしてくれているのです。

第6章

発酵と食育を地域と次世代に広める

私が考えている食育とは

食べることと体は繋がっています。体調が悪いと食べたくない。

食べることは心と繋がっています。心配事があると食べる気にならない。

また、食べることは喜怒哀楽と密接に関わっていて、お祝い事、お葬式などはもちろん、日常でもイベントの打ち上げ、はたまた失恋の慰めなどでも、ごはんを一緒に食べます。食べることは、人の気持ちに寄り添うものなのでしょう。

高取保育園の西福江元園長は「知育・体育・徳育の根本に食育がある」といっています。確かに、体と心が元気でないと、やる気もおきないし、人に優しくなれないものです。

食べることを大切にすれば体も心も健康になり、楽しい毎日を生きることができます。それを子どもたちに伝えるのが食育です。

未来ある子どもたちに、食は、体・心・社会と繋がっていることを伝えていきたい。

そんな思いで地域の学校や街で食育の講座や味噌作りを教えています。

それでは私がこれまで関わってきた食育のいくつかをご紹介いたします。これからあらたに食育に関わろうと思われる方の、なにかのヒント・参考になれば、と思います。

大豆から育てて味噌を作ろう

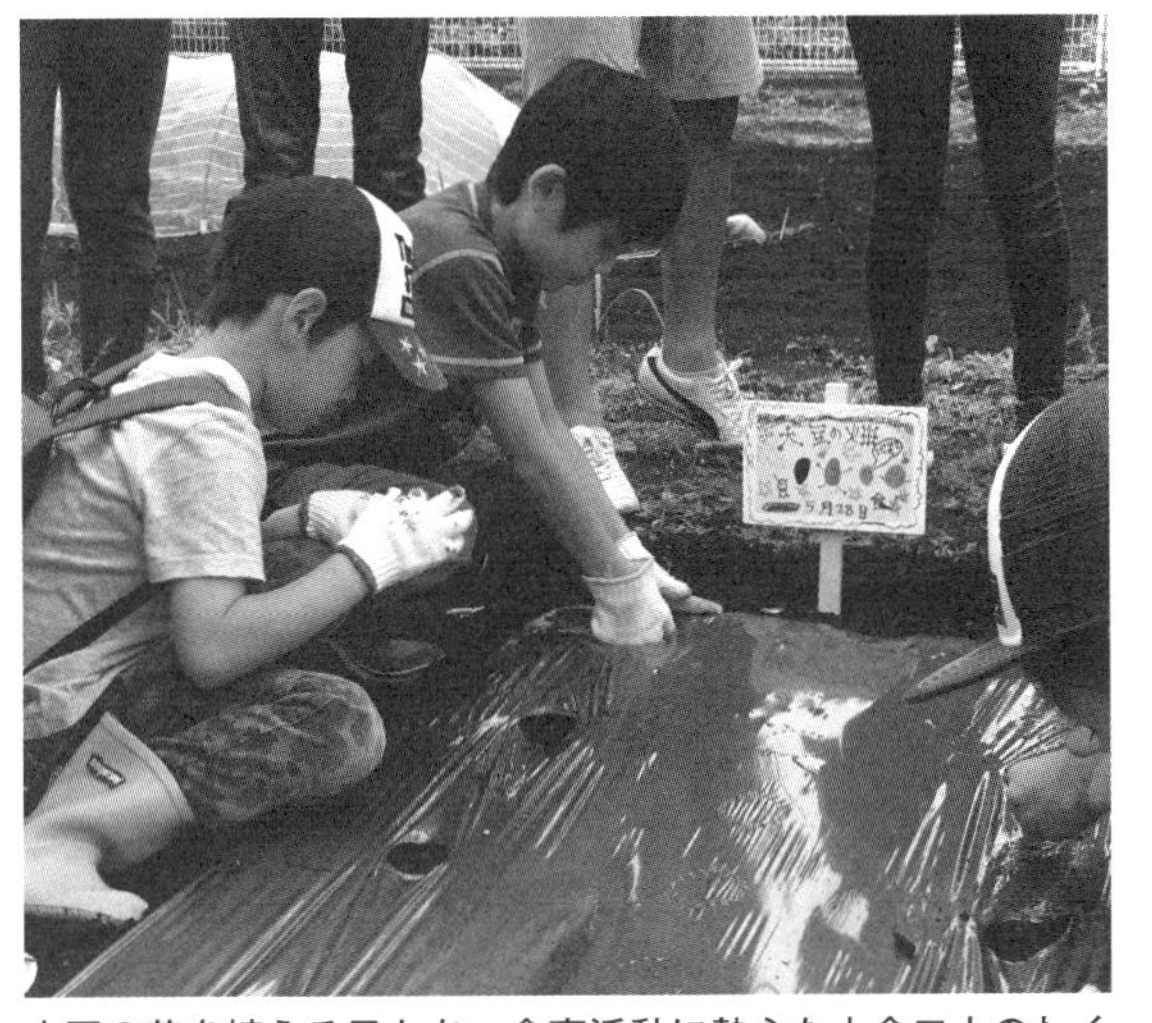

大豆の苗を植える子たち。食育活動に熱心な十余二小のわくわく会スタッフの熱い思いがあってこそです。

柏市立十余二（とよふた）小学校わくわく会で「大豆から育てて味噌を作ろう」と、五月に大豆の苗を植え、夏には草取りをし、大切に育ててきました。

　ところが長雨で大豆がカビてしまったのです。みんながっかりしたのですが、逆に農業の厳しさを学ぶことができました。

　味噌作りは購入した大豆で行うことになり、親子で参加してもらいました。どの子も目を輝かせて作っていたのが印象的でした。春に提案し、すぐに動いてくれたわくわく会会長の二瓶陽子（にへいようこ）さん、ご支援くださった松浦（まつうら）校長、スタッフの皆さん、本当にありがとうございました。子どもたちに生きた食育ができたのは、多くの方のご協力があってこそ。地域が子どもを育てるということの大切さを実感しました。

柏市学校給食クックパッド

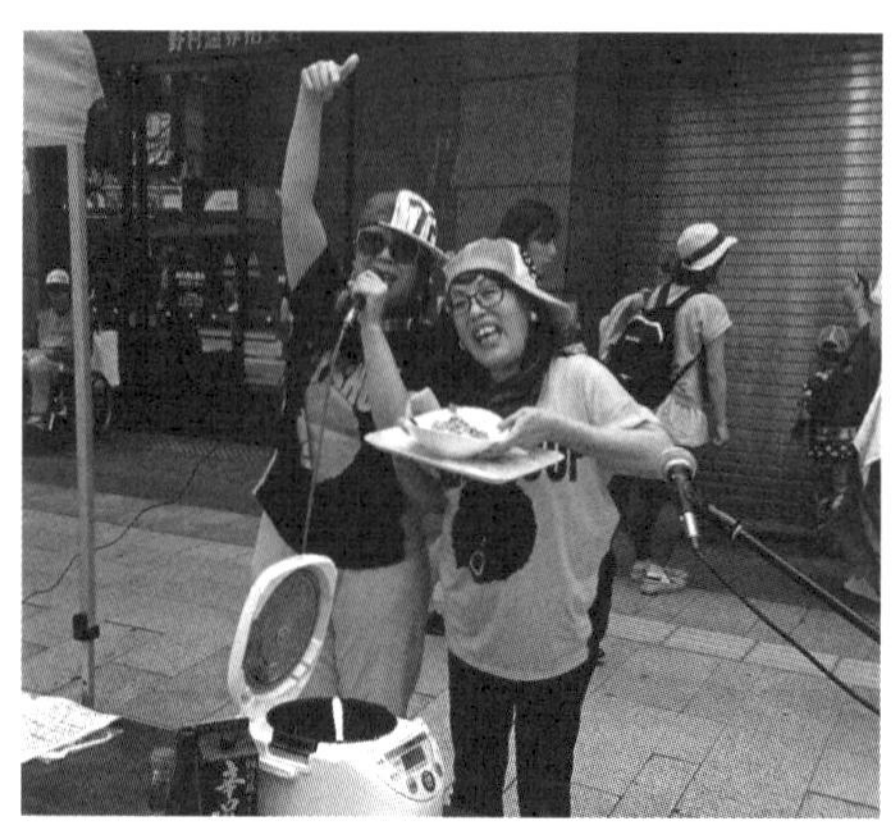

クックパッドのヒジキごはんの作り方をラップにのせて音楽イベントでご紹介しました。柏市学校給食クックパッドで検索を。おうちごはんに是非活用してみてください。

「柏市子ども健康プロジェクト」で食育について会議を重ねるなか、給食をテーマに食育を提案させていただきました。学校給食は、安価で栄養のバランスに優れた献立です。給食レシピを日々の食卓に活かせば、家族の健康にも役立つと考えたのです。また、給食は世代を越えて共通の食の思い出があるものです。「お父さんのときは、こんな給食があったよ」と家族団欒のきっかけにもなると思いました。レシピは数ある給食のなかから毎月、栄養士さんが選び、それを私が家庭で作りやすいようにアレンジしています。

さらにこちらのメニューを使い、小学校でお母さんたち向けのお料理教室も開催しました。柏市のクックパッドのことは、ＮＨＫ「おはようにっぽん」でも紹介されました。

学校給食にシェフの味を

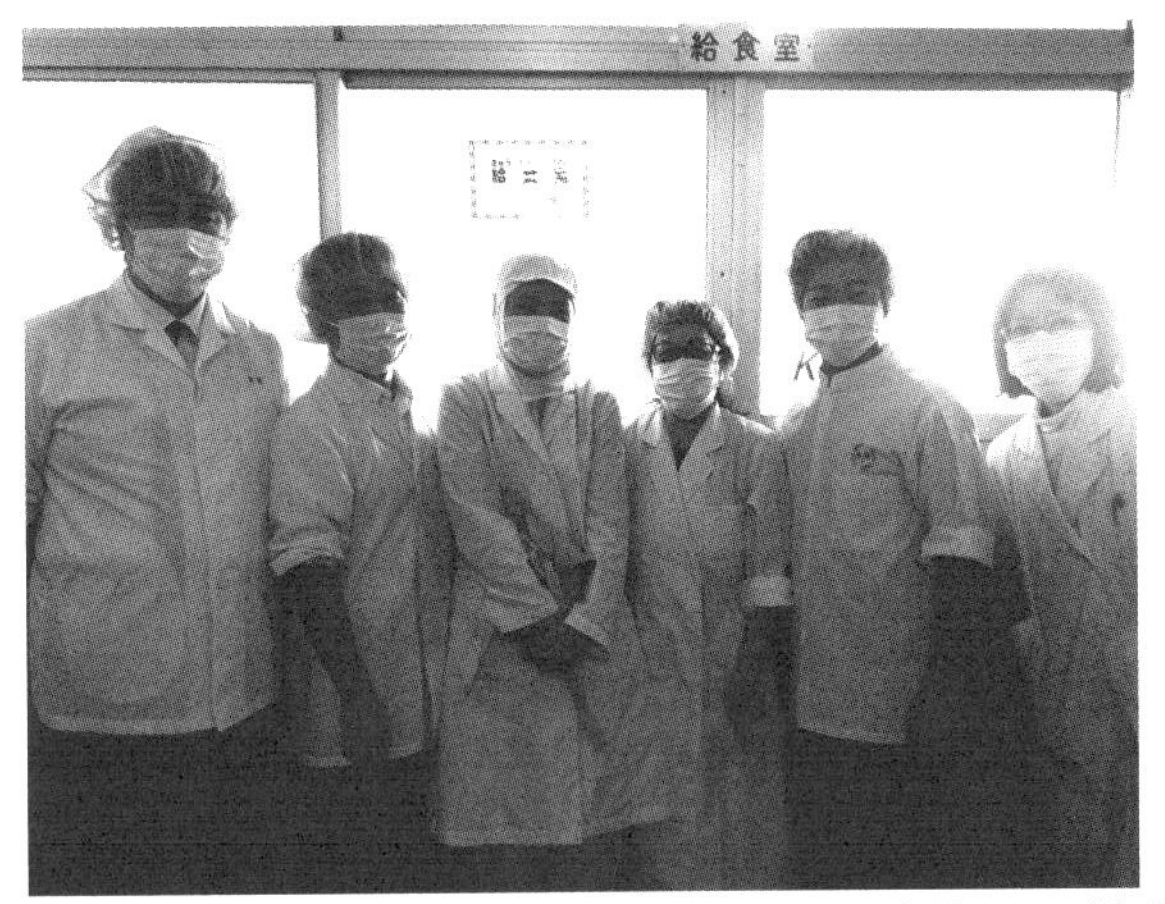

今回の給食が子どもたちの幸せの記憶となることを願って。（左から柏市の「和香」半田総料理長、「美晴」山口料理長、栄養士さん、大瀬、「東陽」宮下料理長、学校保健課担当者）

給食の食べ残しが増えていることが気になっていました。無理に食べさせるのは好ましくないのですが、どうしたら完食に近づけられるかと考え、地元名店の料理長の献立を提供したら給食に興味を持ってもらえるのではと思いました。テーマは柏市の栄養士さんと相談し和食にしました。メニューは料理長が考案し、柏市立松葉（まつば）第二小学校で実施しました。

当日は、私も料理長らと給食を作り、クラスで、給食を食べました。食後、一年生の女の子からピンクの折り紙を手渡され……そこには「おいしかった」と書いてあり感激！

残さず食べなさいと言うだけではなく、食べたくなる楽しい給食を考えていくことも大事ですね。

行事をテーマにした多世代交流の料理講座

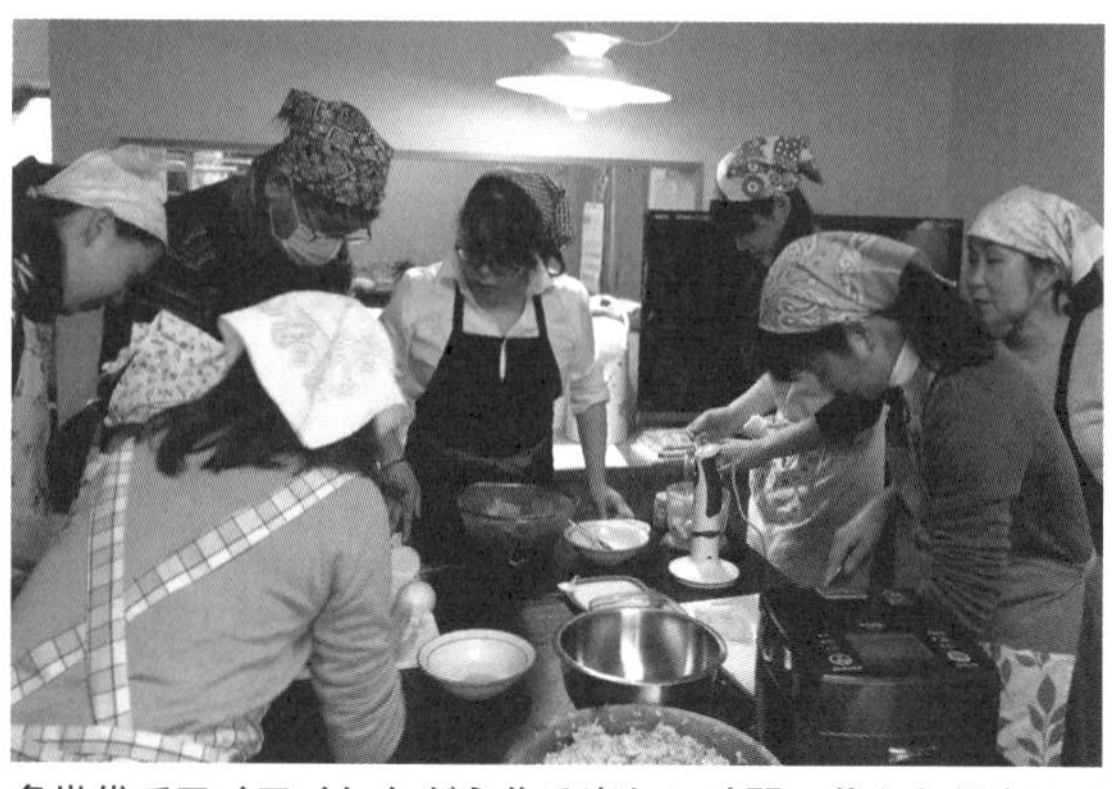
多世代でワイワイしながら作る楽しい時間。昔から行事はそうやってみんなで楽しんできたのではと思います。

空き家を活用した「健康づくりと学びの場」「歩いて気軽に行ける居場所」の【プチカル 柏の葉】で、多世代で行事を楽しむ料理教室「和の行事を気軽に楽しむ簡単クッキング」が開催されました。三年間でゼロ歳から八〇代の方までの老若男女が参加しました。

親戚の家に遊びに来たようなアットホームな時間で、子どもがぐずれば「私が抱っこしているからお料理作りなさい」という六〇代のご婦人。はじめて料理をする女子大生やサラリーマンの男性など、いろいろな方々が一緒に料理を作り、行事について学び、行事食を楽しみました。食事の後はプチカルの二瓶陽子さんが、行事にちなんだ絵本を読んでくれて、ほっこりした気持ちで終わるのも、プチカルの講座ならではでした。

本物の食を学ぶこどもHAPPYカレッジ

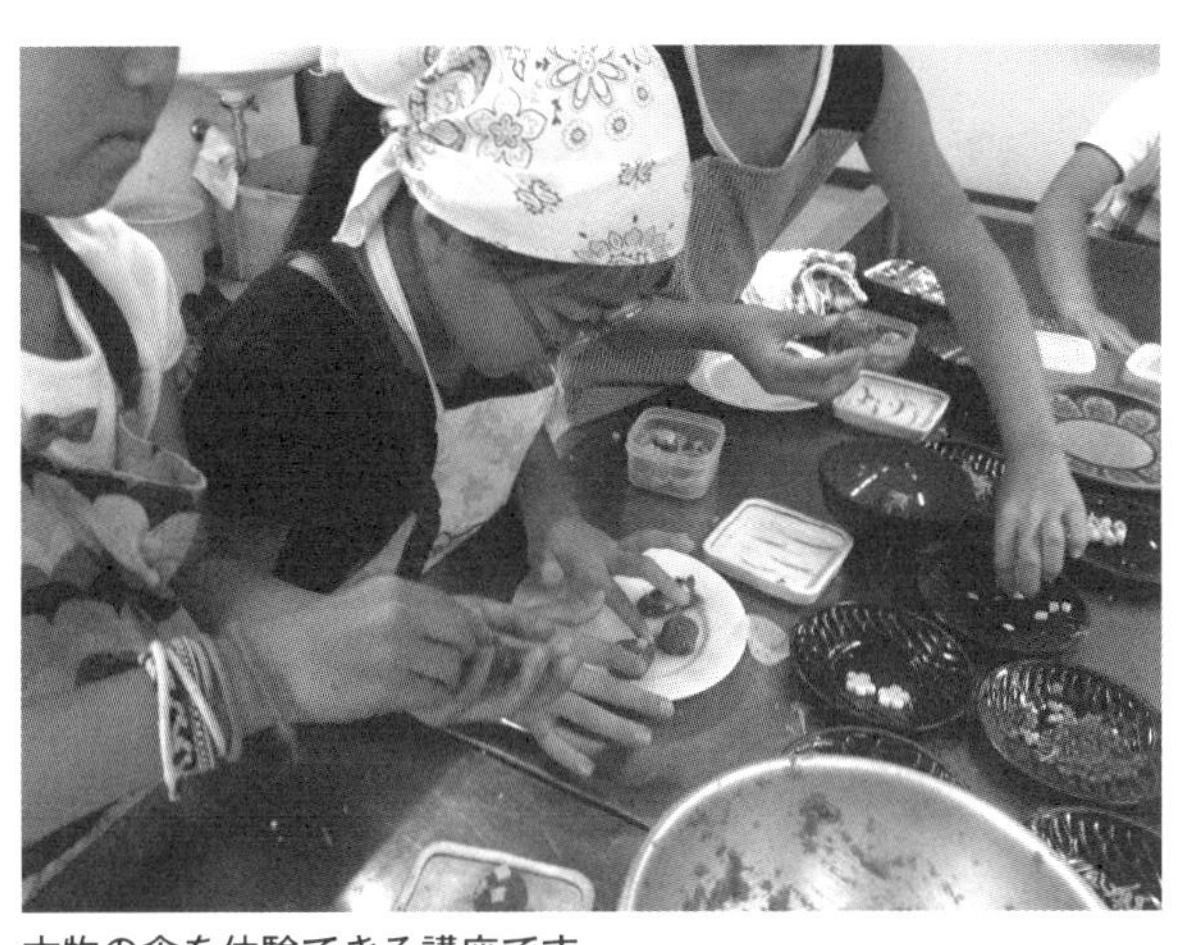

本物の食を体験できる講座です。
子どもたちは自分で作るといつもよりたくさん食べます。

プチカルの講座が一区切りした後、こんなに人気で良い講座を終えるのはもったいないので引き継ぎたいと言ってくれた中島多薫（なかじまたかお）さん。多薫さんが立ち上げた【こどもHAPPYカレッジ】で「季節の行事を楽しむ料理講座」を再開することになりました。

HAPPYカレッジでは、行事に加え、できるだけ本物を知ってもらおうと、冬至では「粉から作るうどん作り」を。春分の日には「小豆を炊いてぼた餅つくり」を。そして夏休みの「味噌を学び味噌玉を作ろう」では味噌汁と自分で作ったおにぎりを食べました。参加した子どもがそのとき学んだ味噌のことを、夏休みの自由研究にしたところ、作品展で「入賞」をしたという嬉しい知らせを受けました。

妊婦さんと赤ちゃんへの発酵講座

単に調味料、健康食品というだけではない、発酵から豊かな暮らしを学ぶきっかけになれたらと思います。

千葉県印旛郡栄町にある「助産院ゆい」は、現代のお産に疑問を感じた助産婦の田中弘美さんがあたたかなお産をめざして開院しました。田中さんを応援する旧友の松岡雄子さんから、妊婦さんやここで生まれた子どもとママに食べることを通じ、命の大切さを伝えたいと講座の依頼がありました。お二人の友情と思いに応えたいと喜んでお引き受けしました。赤ちゃん連れの講座なので、泣いて私の声が聞こえなかったり、歩き回る子のお世話でゆっくり聞けないママもいました。しかし講座後すぐ生活に取り入れた方が多数。そう！　発酵は、先人たちが暮らしの中から見つけた難しくない優しい暮らしの知恵。子育ては体力もいるし多くの悩みも抱えるけれど、日本の発酵文化にはママと赤ちゃんが元気で過ごせるヒントがあるのです。

小学校発達支援クラスの料理指導

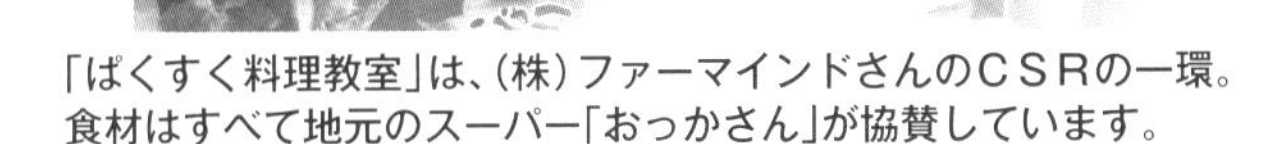
「ぱくすく料理教室」は、（株）ファーマインドさんのＣＳＲの一環。
食材はすべて地元のスーパー「おっかさん」が協賛しています。

柏市の小学校で「ぱくすく料理教室」を行っていますが、最近多く指導しているのは発達支援学級です。ひとクラスに様々な学年の子どもたちがいます。好き嫌いが多く給食を一切食べない子どももいました。ところが自分で作ったら食べたのです！　自分ひとりで仕上げることができ、難易度は低いけれどできあがりが可愛いというメニューにこだわった甲斐がありました。自分で自分のごはんが作れるようになることは生きていくうえで大切なこと。またひとりでできたことが自信につながります。

柏市立西原（にしはら）小学校では「野菜と仲良くなろう」「料理を作ろう」の二週続きの講座後は野菜を食べるようになったと聞きました。食を通じて子どもたちに生きる力を与えていけたらと思います。

おひとり様シニアの一緒に朝ごはん

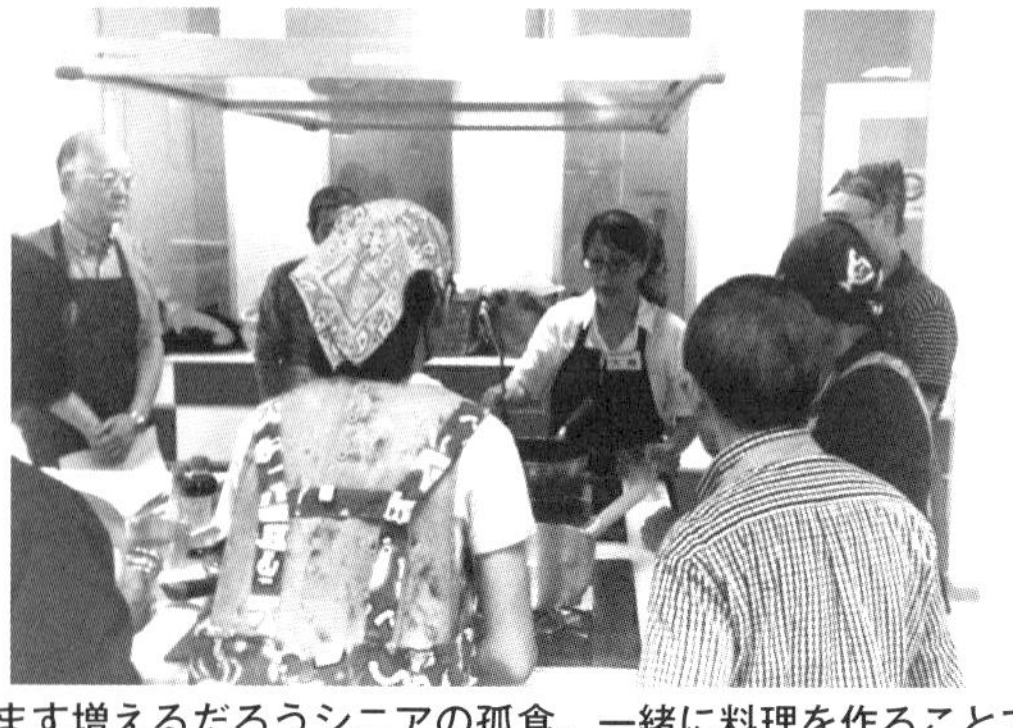

ますます増えるだろうシニアの孤食。一緒に料理を作ることで仲間作りも。みなさん、毎回とても楽しそうに作っています。

最近は子どもだけではなく、シニアの孤食も多くなってきています。食が細くなっているにも関わらず、連れ合いをなくしたことでひとりでの食事作りはいっそう億劫に。また外との関わりも減り、引きこもりがち……そんな現状を知り、東葛（とうかつ）婚活ネットワークのまつざわ知沙さんが「おひとり様シニアの一緒に朝ごはん会」を企画。講師として招かれました。「夫をなくしたあとがんになり、抗がん剤で髪の毛がぬけ引きこもっていたが、料理教室に参加したら元気になった」。また、奥様をなくした方が「食事は座ったら出てくるものだと思っていた。しかし作ったらこんなにも大変だったと知り『おいしい』や『ありがとう』の言葉をかけてあげられなかったことを悔やむ」と話され、胸がいっぱいになりました。

医食同源をテーマに地域の病院とレストランがコラボレーション

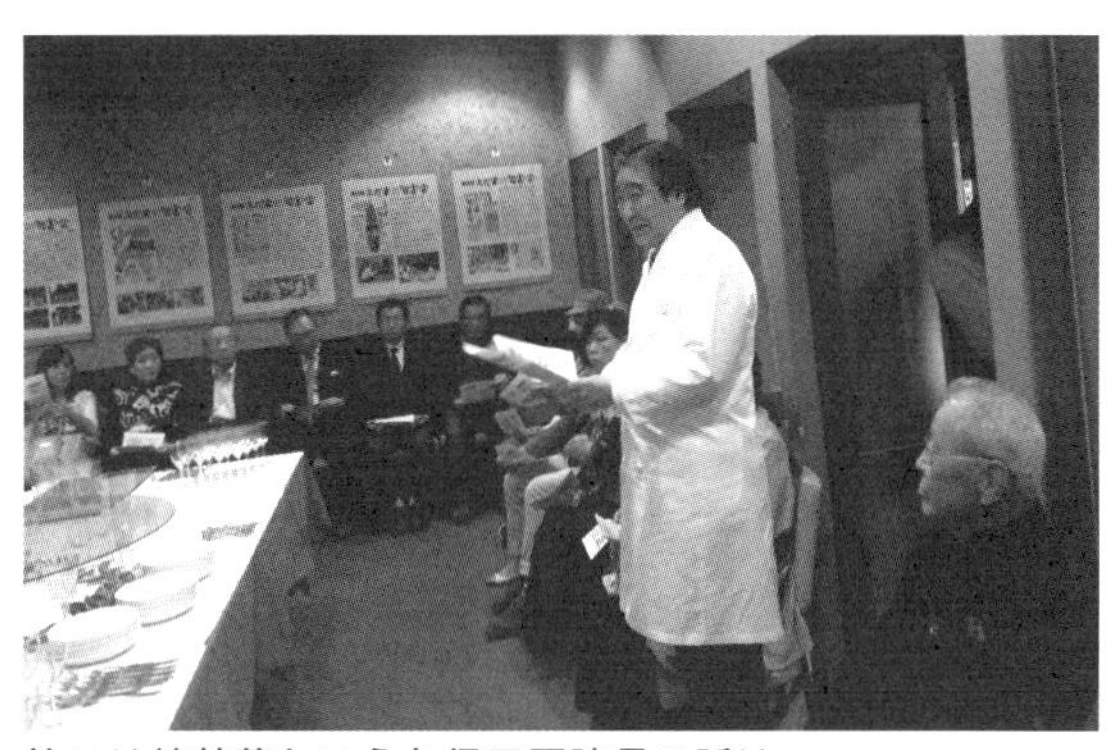

笑いは特効薬という久保田医院長の話はわかりやすくおもしろい！

私が企画室長として二五年関わっているイタリアンレストラン「コメ・スタ」では、渡邊孝（わたなべたかし）社長発案で地域の病院とコラボレーションした「医食同源」パーティを開催しています。これまで糖尿病・更年期・腸内活性などを対象に行われました。私はキッコーマン総合病院久保田芳郎（くぼたよしろう）医院長のお話をもとに予防メニューを考案しています。当日は久保田医院長の講義からはじまり、料理を食べながら交流しました。

長寿のポイントは①栄養②運動③コミュニケーション④好奇心と久保田院長は言っています。

超高齢社会においてのレストランは、単においしいものを提供するだけではなく、医食同源に基づきながらも楽しい食を提案し、コミュニティーを作る場でなければと思います。

頭と体で学ぶ味醂学講座

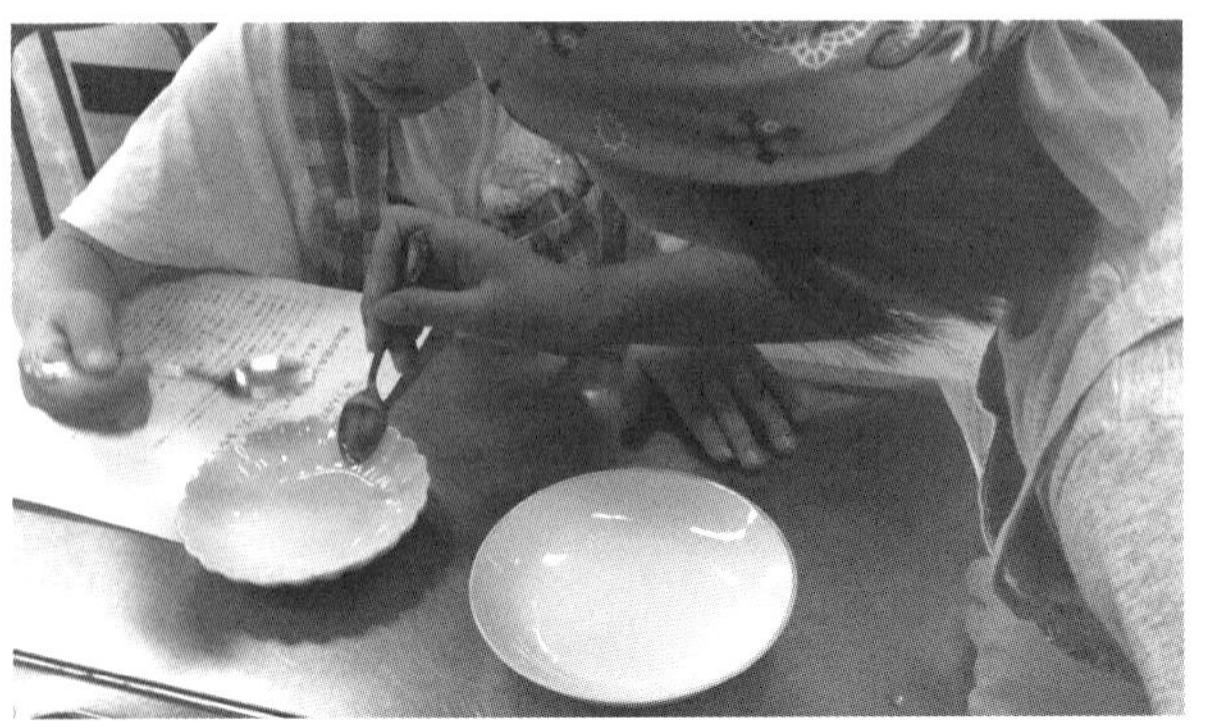
自分の住む町で作られた味醂を学ぶ子どもたち。
味醂は上品な甘みとコク、そして照りやツヤを与えて、決して目立たないけれど、日本の食文化を支える縁の下の力持ち的な存在。

協会では流山市立博物館の北澤滋(きたざわしげる)氏の依頼で「流山白みりんを学ぶ」を春・夏・秋・冬で行っています。こちらの講座は味醂について学んだあとに、学んだことをいかしてお料理を作って食べるという講座。頭と体で味醂が学べます。
まずは流山の地でなぜ白味醂が発祥、発展したか、その発展を支えた人物、地理や歴史に関わる話をして、その後、製造法による味醂の味比べをしました。その味の違いにはどなたも驚き、味醂が日本の発酵食品で単なる調味料ではないことを実感します。学びを深めた後は、味醂を活かしたその季節ならではの料理作り。夏に行った子ども向けの講座では、味醂を使った自家製めんつゆのカラフル素麺と味醂シロップのミルクプリンを作りました。子どもたちは味醂の奥深さに興味津々でした。

保育園で園児たちと味噌作り

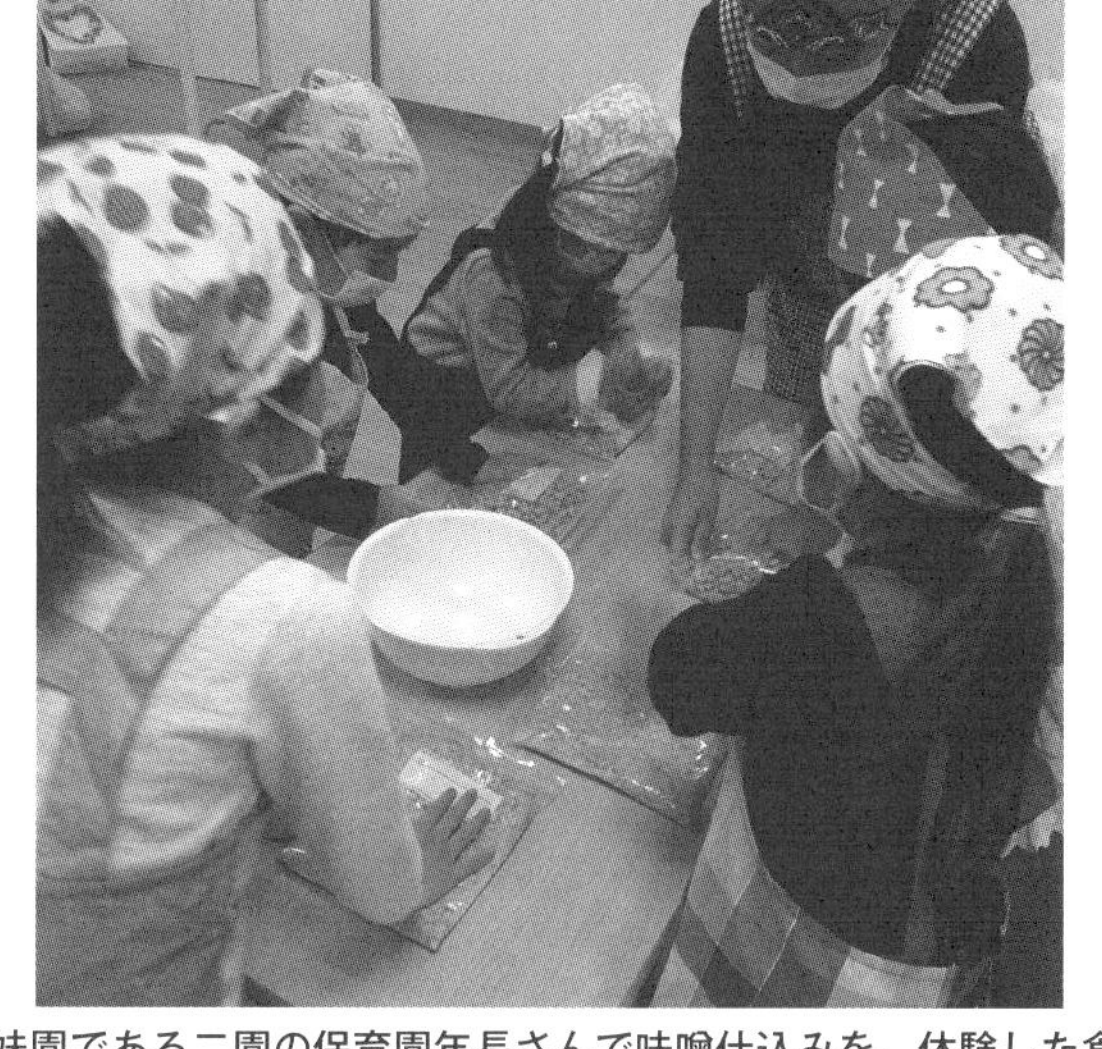

姉妹園である二園の保育園年長さんで味噌仕込みを。体験した食は、いっそう身近に感じ、それが食への興味と広がります。

ヴィヴァン亀甲台（きっこうだい）保育園とヴィヴァン保育園の園児との味噌作りは楽しい仕事のひとつです。味噌を作る前に、材料のなかでも糀菌は人間の暮らしに役立つ菌であること、日本の国の菌であること、味噌はどれだけ健康に役立つかなどを話し、身近な味噌料理などをあげながら味噌について学びます。それから味噌仕込みを行いますが、子どもたちは大豆をつぶして糀菌を混ぜるときは粘土遊びや泥団子作りをしているようで、とても楽しそう！

作ったらすぐに食べたいところですが、味噌ができあがるには十カ月ほど待たなければなりません。なんでも急いでしまう世の中……でも発酵食は「待つ」食文化。みんなでお味噌を作った思い出や家族でできあがりを待つ時間が、味噌をおいしくすることを感じてほしいです。

柏の葉みやげをつくろう ～みそ玉ストーリー

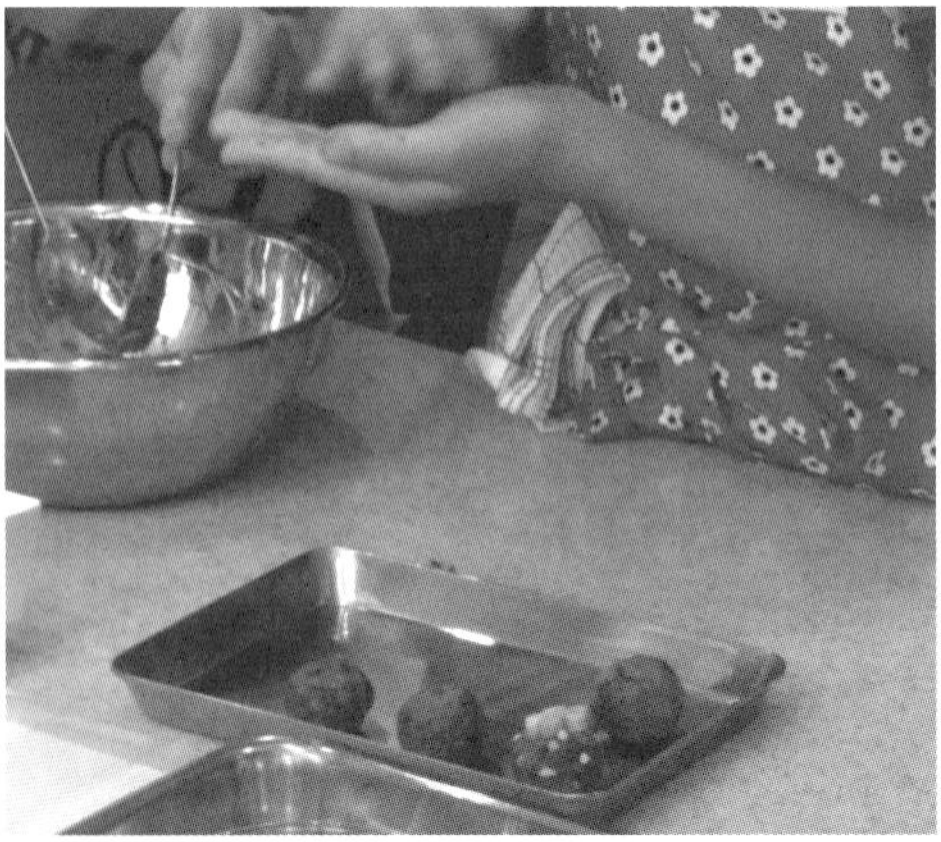

みそ玉とは、一杯分の味噌汁の味噌と具をラップに包んで保存したもの。お湯を注ぐだけで一人分の味噌汁ができあがり、いつでも味噌汁を飲むことができます。

柏の葉アーバンデザインセンター主催【未来こどもがっこう】は、子どもたちの未来力を育むために、これまでの学校という枠を超えた体験型の学びの場を作ろうというコンセプトでスタートしました。協会は、「柏の葉みやげをつくろう～みそ玉ストーリー」を担当し、全五回にわたり、子どもたちが味噌について学び、みそ玉を柏の葉みやげとして作り、販売するまで関わりました。「戦国時代の武将たちも食べていた味噌は食べると元気になる！　だから贈る相手にも元気になって喜んでもらいたい」という子どもたち。講座を重ねるごとに、相手の気持ちを考えることやふだん伝えられない気持ちを伝える方法、また味をイメージしてトッピングする具や配色を考えるなど、感性を育てることにもつながりました。

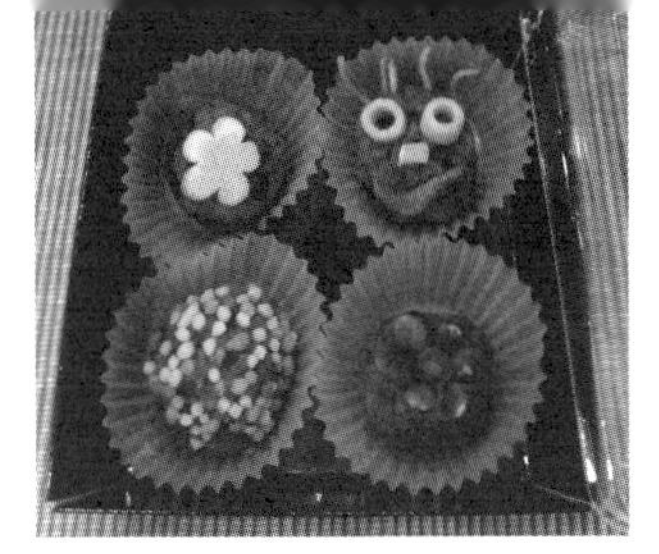

50を超えるアイディアの中から柏の葉の街に繰り出し、子どもたちが市民にリサーチして選んだ4種類は次のとおりです。

●「日本の文化みそ玉」柏の葉には外国人が多いから、外国人に渡せるみそ玉がいいというアイデアからできあがりました。なかには、ねぎ、桜海老、ワカメなど日本らしい具材がはいっています。

●「朝のやる気スイッチみそ玉」朝は元気が出るみそ玉がいい、という意見からうまれました。朝カレーは元気になるという声から、カレーやドライトマトがはいっている個性派。事前のリサーチで人気がありました。

●「夜道のあたたかみそ玉」お父さんが帰ってきたら飲んでほしい、疲れているお母さんがホッとするみそ玉がいい、おじいちゃんにあげたい、そんな意見からうまれました。味噌ラーメンをイメージして即席揚げメンが入ります。身体を温めるゆず、ねぎ、生姜もはいっています。

●「柏の葉好きになってねみそ玉」柏の葉から引っ越していった友達に渡したい、この街に来る人に渡したい、そんな思いからうまれたみそ玉。なかには柏の特産品である蕪（かぶ）・ねぎ・ほうれん草がはいっています。

＊柏の葉キャンパスの千葉大学環境健康フィールド科学センターで作った味噌を使用。

「あたしの考えたみそ玉が売られてる。すごっ！」「でも売るって難しい」「今日寒いけど、みそ玉飲んだらみんな元気になるからいいね」販売中の子どもたちの会話を聞きながら、ジーンと心があったかくなりました。

自分の街の良さを発信する東葛子ども観光大使

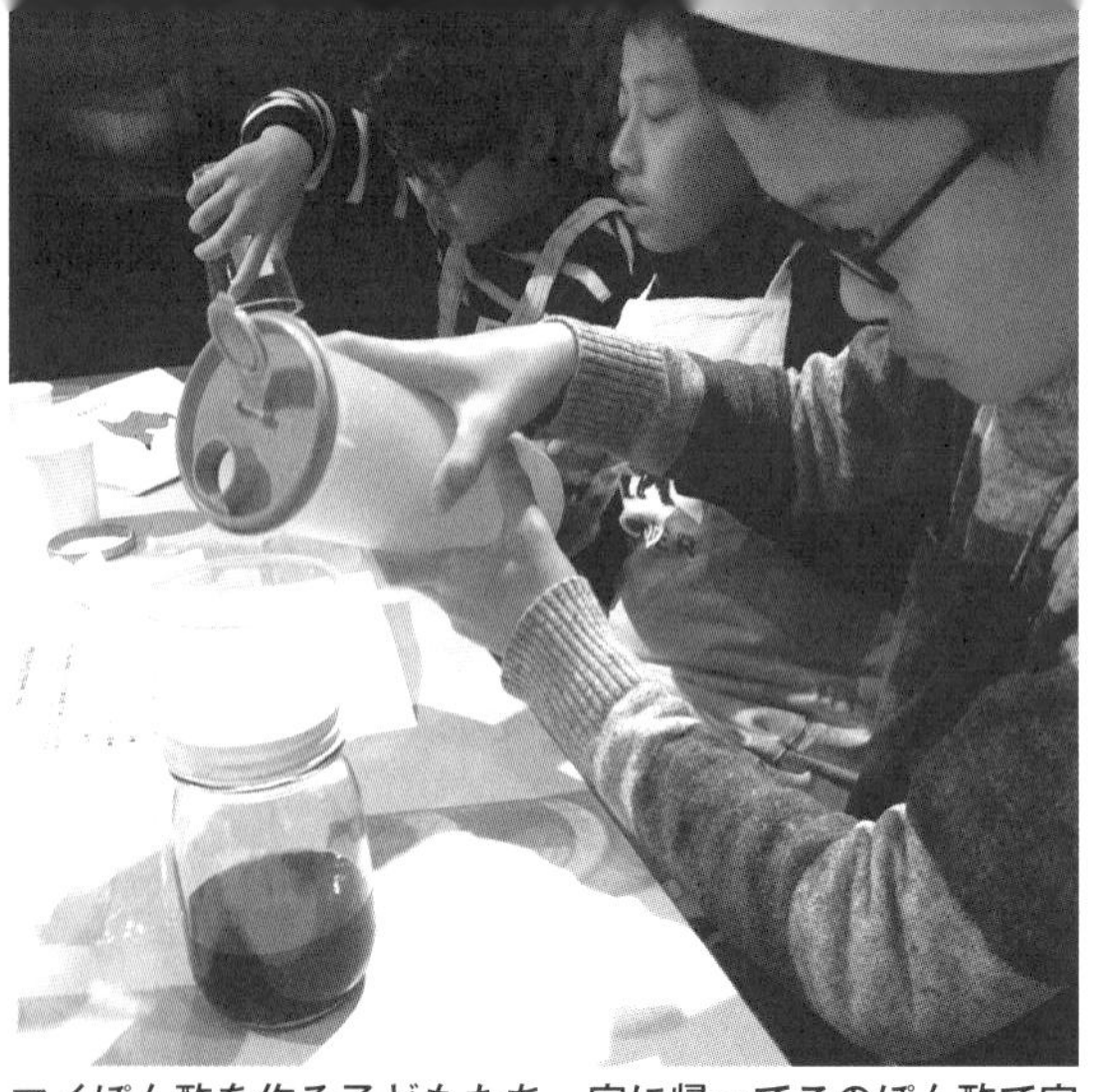

マイぽん酢を作る子どもたち。家に帰ってこのぽん酢で家族と湯豆腐を食べながら、学んできた柏の話で盛り上がるといいなぁ。

「子ども観光大使」とは、自分の住む地域の良さを体験から知り、自分たちの街に誇りを持ち、その良さを発信していける観光大使になるための活動。この活動を行っているのはＮＰＯ法人ＴＯＳＳ千葉子ども教育プロジェクトの現役の小学校の先生方です。協会では柏を担当させていただき、一回目は柏野菜と地域の発酵食品を使った料理教室を。二回目は大正一二年まで醤油醸造を行っていた旧吉田住宅歴史公園で醤油について学びマイぽん酢を作りました。

原料や製造法が違う醤油の味比べやマイポン酢のラベル作りはおおいに盛り上がりました。

知っているようで知らない自分の住む街のことをこの講座で学び、自分の街にいっそう愛着がもてたなら、うれしいです。

歌で食育を
～おなかまの歌

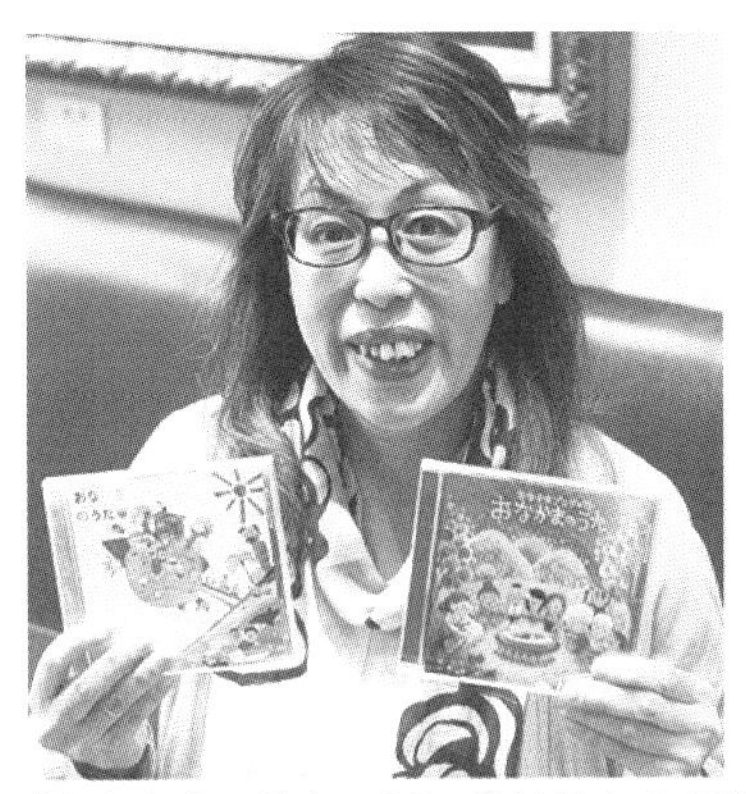

仲間と作った「おなかまの歌」のCD。学校給食の時間にかけたり、柏高島屋さんの館内放送で流してもらったりしました。

食育といっても「栄養のバランスを考える」「規則正しい食事をする」などハードルが高く実行が難しいと言われたことがあります。そこで誰もがわかりやすく取り組みやすい食育はないかと考えたとき、思いついたのが「同じ釜の飯を食べる」つまり同じものを誰かと分けあって食べるということでした。一緒に食べるだけで①おいしく食べられる②絆が深まる③栄養のバランスが取れる④食事のマナーが身に付く⑤協調性が身に付く⑥行事を通じ食文化が伝わる、など六つの食育が！　こうした私の話に賛同し「おなかまの歌」を作ってくれたのが吉本興業アップダウンの竹森巧（たけもりたくみ）さん。今まで食に興味がない人、小さなお子さんにも、歌で楽しみながら食の大切さを伝えることができたらと思っています。

無添加ふりかけ

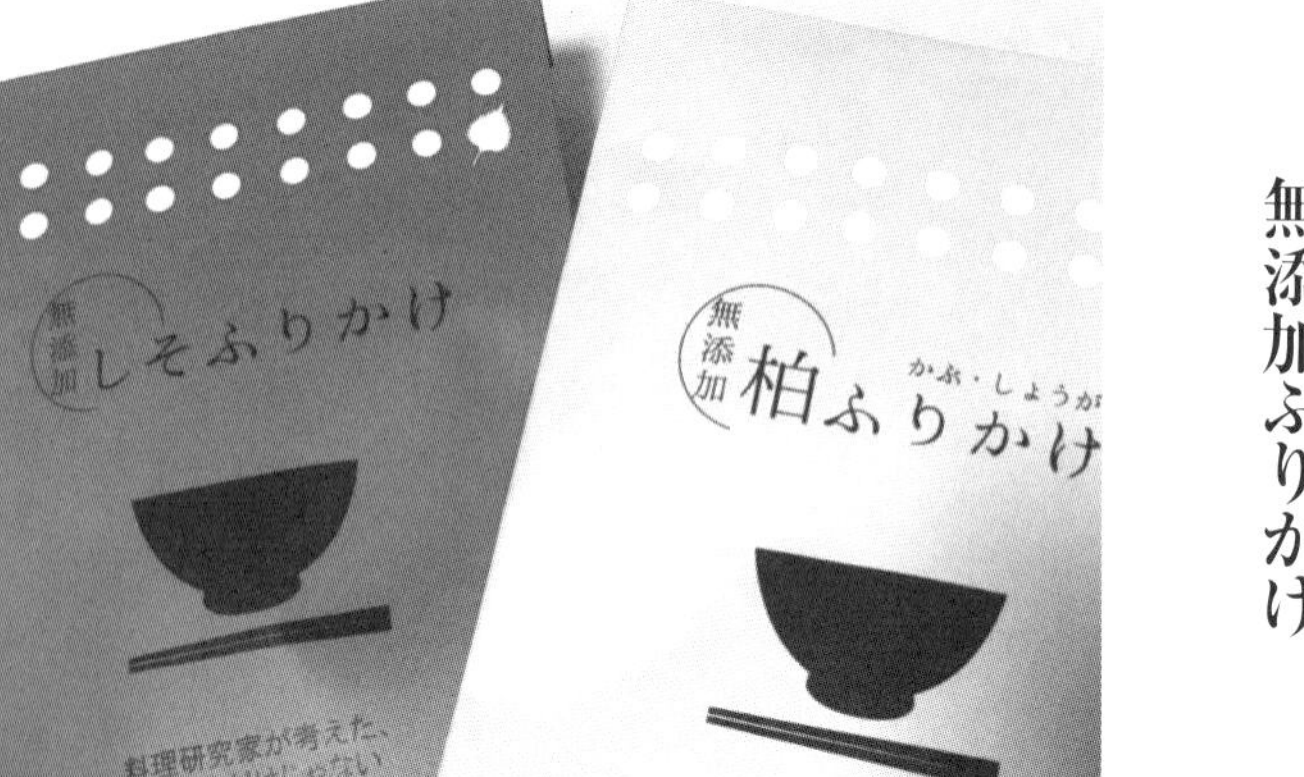

無添加柏ふりかけには柏産の蕪と生姜が。無添加しそふりかけには柏産の蕪の葉が。秋に発売予定の無添加ねぎふりかけは松戸のあじさいねぎ使用の味噌味。

ごはんを食べない子どもにお母さんがよく「ふりかけをかけて食べなさい」と言うのを聞きます。少しでも食べてもらいたいと思って言っているのですが、ふりかけの多くは添加物だらけ！ 食が細い栄養が足りない子に、添加物をとらせてしまっては本末転倒。ならば無添加のふりかけを作ろうと、商工会・農家さんなど多くの方にお力添えをいただき、無添加ふりかけができあがりました。料理研究家が考えたおいしいだけじゃない体にやさしいふりかけです。

いつも食べているふりかけより味が薄いと感じる方もいるかもしれませんが、自然の味です。そしてなにより安心して食べられます。うどんやパスタにかけたり、納豆や冷ややっこにふりかけたりと活用豊富。ちょっとした手土産、また海外へのお土産にも好評です。

料理がしたくなるエプロン

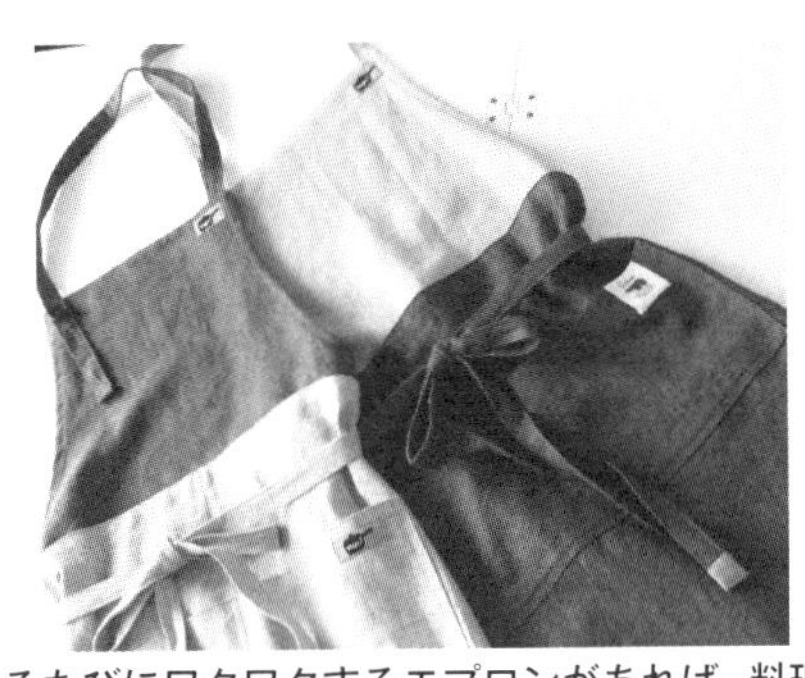

身に着けるたびにワクワクするエプロンがあれば、料理をすることを楽しめるのでは!?　上下が取り外しできる男女共用のエプロン。素材は天然素材の麻です。

私の仕事着はエプロンなので、自分なりに工夫した使いやすいエプロンを、デザイナーの水野裕子（みずのひろこ）さんと共に作っています。

最近は男性の方でもお料理をする方が多くなりました。お料理教室でも奥様から借りた花柄のエプロンをつけている方もいます。微笑ましいのですが、もしお気に入りのエプロンがあれば、お料理を作りたいという意欲が高まるのではと思いました。そこで上下が取り外しできるお洒落な男女共用エプロンを考案したのです。下だけだとカフェエプロンとしても使え、さらに夫婦・親子がそれぞれ違う色で揃えたら、上下の色を変えて使える楽しみもあります。

このエプロンを長く愛用してボロボロになったときには、きっと料理の腕も上がっているのでは!?　そんな思いも込めています。

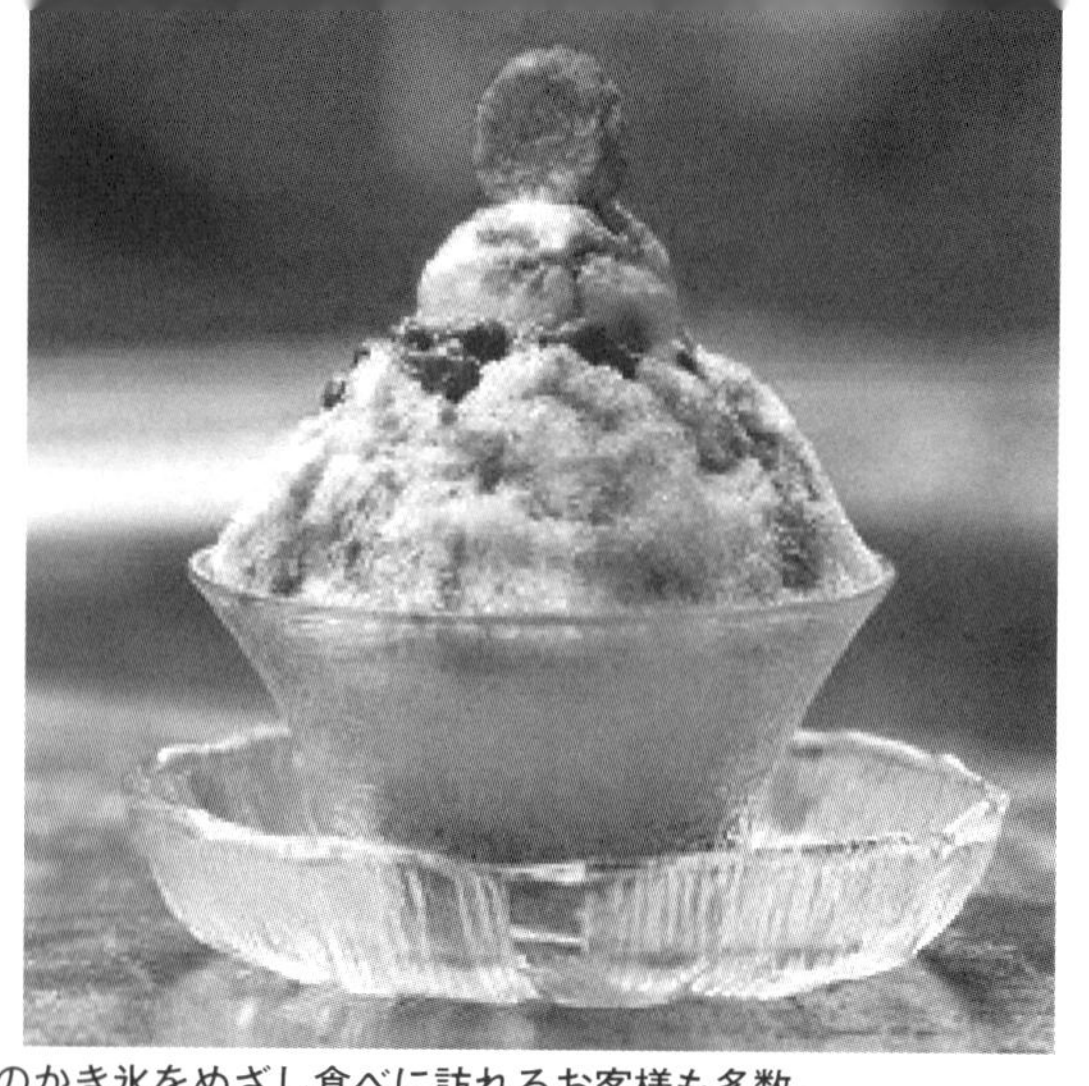

このかき氷をめざし食べに訪れるお客様も多数。
醤油は300種類以上の香りの成分があります。

醤油のかき氷を考案

柏で大正一二年まで醤油醸造が営まれていた旧吉田家住宅歴史公園。協会では公園内の長屋門（ながやもん）カフェで、醤油をテーマにしたメニュー提案をさせていただいています。その中で大ヒットしたのが「黒みつ醤油かき氷」。シロップを開発するまでに何度も試食を繰り返しました。醤油の原料である大豆にちなんで、きなこをふりかけ、醤油の揚げせんべいもトッピングしています。お醤油はアミノ酸が豊富で風味豊かな発酵調味料。それをスイーツに活かし、オリジナルスイーツができたことで、発酵食品の可能性が広がったような気がしました。

カフェでは、醤油シフォンケーキや醤油をかけていただく醤油ソフトクリームなどの醤油スイーツのほか、吉田家と関わりの深い西洋料理店「富士見軒」の復活メニューも人気です。

チアリーディング世界一の強さは味噌玉にある!?

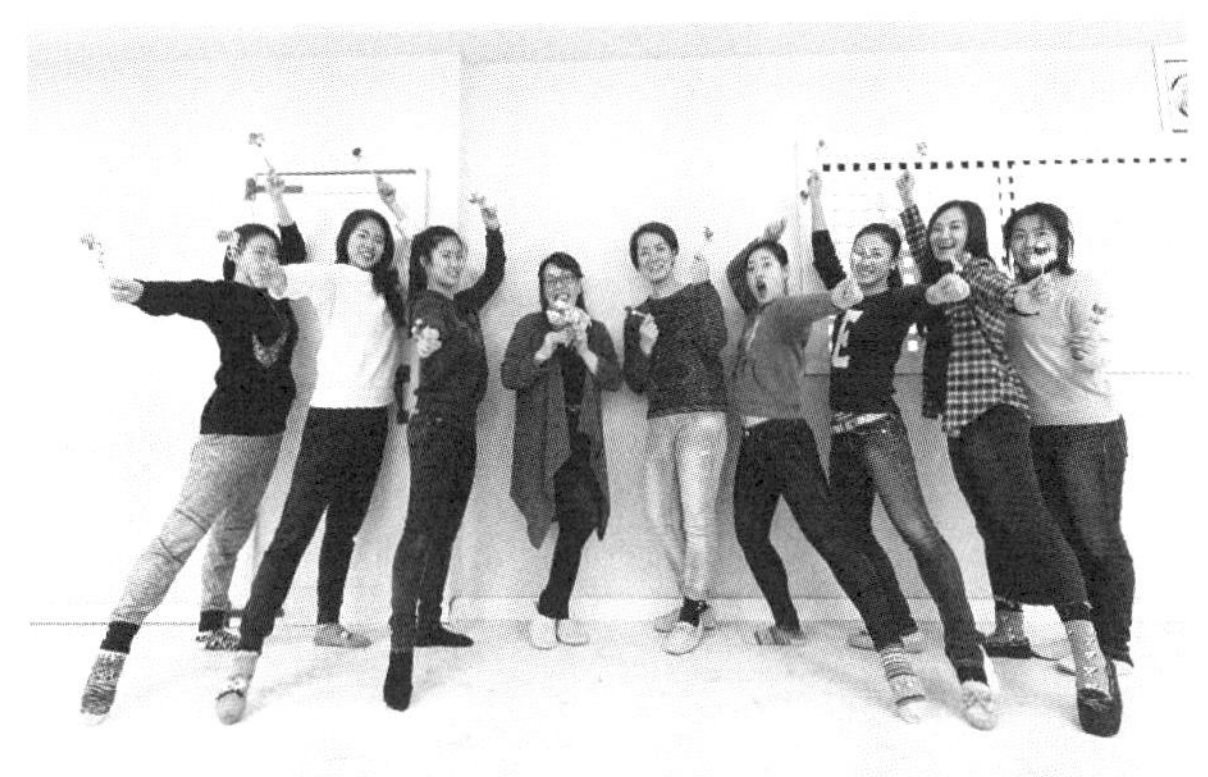

「柏ゴールデンフォークス」のパワーのもとは味噌玉！ 海外遠征には必ず携帯し、味噌汁を飲んでいるそうです。

ＩＣＵチアリーディング世界選手権で二〇一四年・二〇一七年に世界一に輝いた「柏ゴールデンフォークス」。彼女たちは、味噌玉作りでその効果を知ってから、海外遠征には味噌玉を持参しているそうです。「海外で食事が変わり、食欲が落ちる・体調を崩すなど、食が勝敗を左右するなかで、体力的・精神的にも有効なのが日本人には味噌汁」と代表のオサギエ淑子代表は言っています。豊富なタンパク質と塩分が補給できる味噌は、戦国時代、武将たちは戦いのために城で味噌を作らせたほど。選手のコンディションやパフォーマンスに大きく影響する食に、アスリートが戦国時代の武将のように、味噌玉を携帯し戦いに挑むのは理にかなっています。「飲むとホッとする」という選手たち。海外での味噌汁は精神的な安らぎも与えているのでしょう。

COLUMN

豆腐よう

沖縄には泡盛の肴に最適な、豆腐ようという発酵豆腐食品があります。紅色の、どこかチーズを連想させる外観で、口にするとねっとりとして濃厚です。作り方は、島豆腐を三センチ角に切り、塩をふり数日間陰干ししておきます。その間漬け汁をつくります。泡盛に漬け一〇日ほど発酵させておいた米麹に紅麹を少量加え、それをすり鉢でドロドロにすりつぶします。好みで塩や砂糖を加えます。このなかに陰干しした豆腐を、泡盛で洗い塩をおとし、漬け込みます。密閉して熟成させると二カ月くらいから食べられますが、六カ月くらい長期間熟成させたものがおいしいといいます。

豆腐ようはタンパク質が豊富なので、アルコール度数の強い泡盛から胃壁を保護してくれるといいます。

豆腐ようは中国の発酵豆腐である「腐乳」が沖縄に伝わり進化したものといわれています。「腐乳」は豆腐に麹をつけ、塩水中で発酵させたものです。中国南部や台湾には「臭豆腐」という匂いの強烈な発酵豆腐もあります。

おわりに

今までたくさん偉そうなことを書いてきましたが、何を隠そう、私も好き嫌いが多い子どもで、給食の時間がキライでした。そんな私が、食について語るなんてそのとき誰が思ったでしょう。

それは、おいしいものに出会ったから。おいしいものとは、高級な食材や有名店の料理ではなく、毎日さりげなく作ってくれた母の料理のような、心の通ったものです。そして、知らず知らずのうちに、毎日食べてきたさまざまな発酵食品でした。

だから、食育というと難しいことのように思いますが、そんなことはないのです。食べることは日常のことだから、あまり構えないでもっと気楽に考えてみてほしい。

一緒にご飯を食べること、心を込めて作った食材を選ぶこと、なるべく自分で作ること、好きな器に盛ること、感謝の気持ちで食べること、そんなことが少しでもできたらそれは立派な食育です。

そんな私の食のベースを作ってくれた父・母・私のごはんを食べてくれる夫・娘・息子、飲みながら本音で語れる妹、私に食の仕事の面白さを教えてくれた「コメ・スタ」の渡邊孝社長、泣き笑いしながら頑張ってくれた川浦智子さん、共に学んだ日本糀文化協会の仲間、一緒に講座やイベントの仕事をしてきた皆さん、今の私がいるのも、こうして支えてくれた方々がいてこそです！　さまざまな微生物により食品がおいしくなるように人と人とも発酵しているんですね。

最後になりましたが、この本を企画してくれたカナリアコミュニケーションズの川上(かわかみ)涼子(りょうこ)さん、一緒に作ってくれたオフィスふたつぎの二木由利子(ふたつぎゆりこ)さん、小坂文人(こさかふみと)さん、本当に本当にありがとうございます。心からお礼申し上げます。

忘れかけていた昔からある日本の暮しと、先人たちが生きるために受け継いできた生命の知恵「糀文化」を、どう食べるかと合わせて、これからも伝えていけたらと思います。

二〇一八年五月吉日

一般社団法人日本糀文化協会代表理事
料理研究家　大瀬由生子

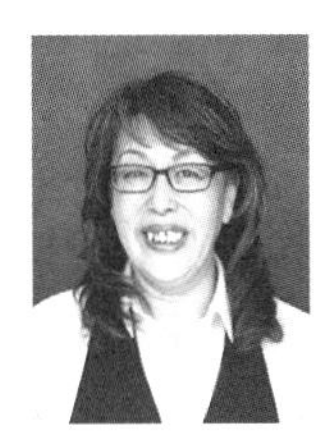

著者プロフィール
大瀬由生子（おおせ　ゆうこ）

一般社団法人日本糀文化協会代表理事。料理研究家。日本の食文化の礎である発酵食品の糀文化の発展・普及を目的とした協会を設立し、糀文化を現代の暮らしに取り入れやすく工夫し次世代に伝える活動をしている。行政・企業等で、料理講師・メニュー開発などの活動をする一方、レシピやテーブルコーディネートなどで、NHK・朝日新聞・各女性誌など出演・掲載多数。また親子クッキング、小学校での講演、食育をテーマにした「おなかまの歌」CDリリースなど、食育活動にも積極的に取り組んでいる。水産庁「魚の国のしあわせプロジェクト・ファストフィッシュ選定委員」を歴任。著書に、『糀ことはじめ』『男の弁当手帖』『10歳からの料理教室』など多数。台湾・韓国で翻訳されている。

参考文献

『子どもが育つ玄米和食―高取保育園のいのちの食育』（西福江ほか・光文社文庫・2012）
『麹のちから！』（山元正博・風雲舎・2012）
『一汁一菜でよいという提案』（土井善晴・グラフィック社・2016）
『絵でわかる麹の秘密』（小泉武夫・講談社・2015）
『腸内フローラ』（藤田紘一郎・宝島社・2015）
『発酵と醸造のいろは』（NTS・2017）
『発酵文化人類学』（小倉ヒラク・木楽舎・2017）
『いただきます』（映画「いただきます」「gift」上映用パンフレット・2017）
『発酵食品礼讃』（小泉武夫・文芸春秋・1999）
『いのちと心のごはん学』（小泉武夫・NHK出版・2012）
『腸が寿命を決める』（澤田幸男、神矢丈児・集英社・2015）
『江戸の食生活』（原田信夫・岩波書店・2003）
『大江戸番付づくし』（石川英輔・実業之日本社・2001）
『江戸の野菜―消えた三河島菜を求めて』（野村圭佑・八坂書房・2005）
『巨大都市江戸が和食をつくった』（渡辺善次郎・農文協・1988）

執筆協力：小坂文人
料理制作：大瀬由生子　川浦智子（一般社団法人日本糀文化協会）
秋元由美子　太田智子　岡田亜紀　高木佐知子　二ノ宮麻美（糀マイスター）
一般社団法人日本糀文化協会　http://kouji-bunka.com/
イラスト：千京みこ
撮影：示野友樹（ヒゲ企画）
スタイリング協力：庄康太郎　宮原拓也（オフィスふたつぎ）
校正：庄康太郎　宮原拓也　前田直樹（オフィスふたつぎ）
撮影スタジオ：東日本橋SHOKUTAKU（株式会社クリックネット）
商品協力：輪島キリモト（漆器）
ヘルシアプラス株式会社（玄米）
SUKIMACHI 味噌（鈴木味噌店指導）
special thanks：丸山剛　オオタヴィン　安武信吾　安武はな

食べることは生きること

料理研究家が、真剣に発酵と食育について考えた本

2018年5月30日〔初版第1刷発行〕

著　　者　大瀬 由生子
発 行 者　佐々木 紀行
発 行 所　株式会社カナリアコミュニケーションズ
〒141-0031 東京都品川区西五反田 6-2-7 ウエストサイド五反田ビル3F
TEL.03-5436-9701　FAX.03-3491-9699
http://www.canaria-book.com
印 刷 所　本郷印刷株式会社
編 集 協 力　平成出版株式会社　二木由利子
装丁/DTP　WHITELINE GRAPHICS CO.

ISBN978-4-7782-0434-1 C0077